DES

SALPINGITES

ANATOMIE PATHOLOGIQUE, PATHOGÉNIE, ÉTIOLOGIE

SYMPTOMATOLOGIE, DIAGNOSTIC ET TRAITEMENT

PAR

LE Dr OZENNE

Chirurgien-adjoint de Saint-Lazare.

Extrait des *Archives générales de médecine*
(Mai-Juin 1890).

PARIS

ASSELIN et HOUZEAU

LIBRAIRES DE LA FACULTÉ DE MEDECINE

Place de l'École-de-Médecine

1890

DES SALPINGITES

DES
SALPINGITES

ANATOMIE PATHOLOGIQUE, PATHOGÉNIE, ÉTIOLOGIE

SYMPTOMATOLOGIE, DIAGNOSTIC ET TRAITEMENT

PAR

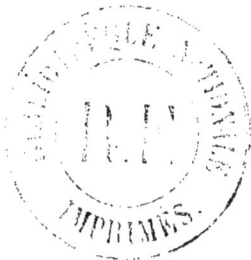

LE Dᶜ OZENNE
Chirurgien-adjoint de Saint-Lazare.

Extrait des *Archives générales de médecine*
(Mai-Juin 1890).

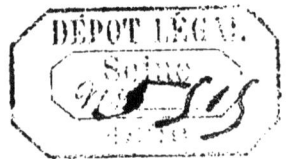

PARIS
ASSELIN et HOUZEAU
LIBRAIRES DE LA FACULTÉ DE MÉDECINE
Place de l'École-de-Médecine

1890

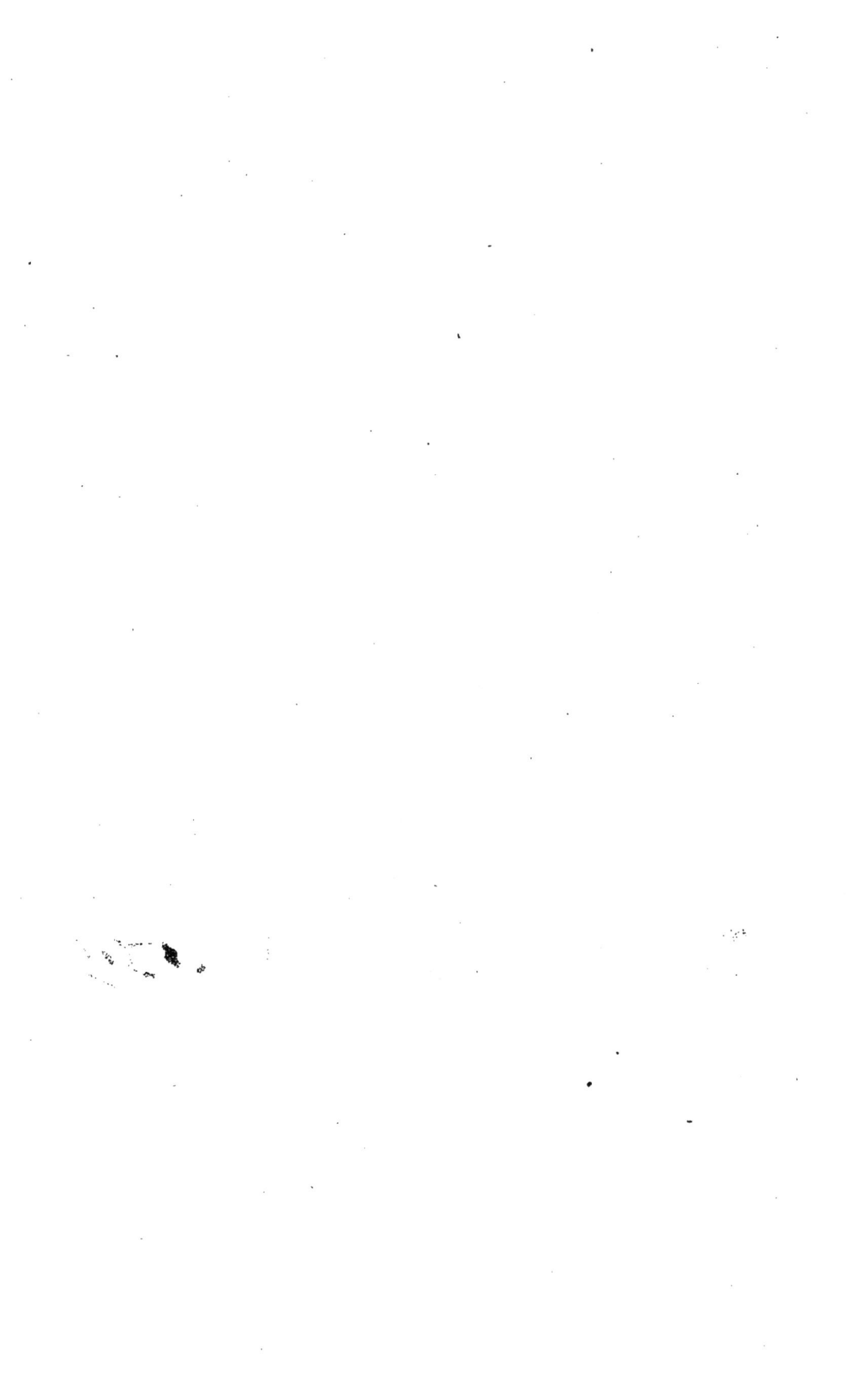

DES

SALPINGITES

—··∞··—

Bernutz et Goupil. — Traité des maladies des femmes.

Bull. de la Soc. de chir., 1888.

Cornil. — Leçons sur l'anat. path., 1889.

Daurios.—De la tuberc. de l'app. génit. de la femme.(Th. de Paris, 1889.

Derville. — Infect. tuberc. par voie génit. (Th. de Paris, 1887.)

Despreaux. — Curettage de l'utérus. (Th. de Paris, 1888.)

Finkélstein (Mlle). — Curage de l'utérus, etc, (Th. de Paris, 1889.)

Guenier. — Hémato-salp. (Th. de Paris, 1888.)

Hegar et Kaltenbach. — Gynécol. opérat., 1885.

Hofmeier. — Gynécol. opérat., 1889.

Lavie. — Salpingites (Th. de Paris, 1888.)

Lucas-Championnière. — Salpingites et ovarites, 1889.

Malgaigne et Le Fort. — Manuel de méd. opérat., 9· édit., 1889.

Mangin. — Salpingite cat. In Marseille méd., 1889.

Martin (Aug.). — Traité des mal. des femmes, 1889.

Monprofit. — Salpingites et ovarites. (Th. de Paris, 1888.)

Peraire. — Endométrites infect. (Th. de Paris, 1889.)

Pichevin. — Abus de la castration. (Th. de Paris, 1890.)

Rizkallah. — Traitement des salpingites. (Th. de Paris, 1889.)

Schroeder. — Traité des mal. des femmes.

Terrillon. — Leçons cliniques et Soc. savantes, 1887-1889.

Walton. — Acad. de méd. de Belgique, 1888.

I. — HISTORIQUE.

Si l'on voulait retracer un historique complet des salpingo-ovarites ou plus simplement des salpingites, termes que l'on emploie en général indistinctement, pour désigner la simultanéité d'inflammation des trompes et des ovaires, il faudrait remonter à une époque déjà bien éloignée pour saisir la question *ab ovo*. On pourrait ainsi trouver qu'elle est implicitement contenue dans les notions que les anciens possédaient sur les inflammations péri-utérines ; de plus on acquerrerait la certitude que ces notions sont restées longtemps sommaires, et que la confusion, qui régnait à leur égard, n'a réellement pris fin qu'à partir du jour où parurent successivement les travaux de Nonat, Lisfranc, Scanzoni, Aran, Gallard, Siredey, Courty, Bernutz et Goupil, A. Guérin, Lucas-Championnière, etc...

Après avoir tenté un essai de localisation pathologique en faveur de l'utérus, on ne tarda pas à porter toute son attention sur le tissu cellulaire, qui entoure cet organe, et une telle importance lui fut attribuée dans le développement des inflammations pelviennes, que bientôt le phlegmon péri-utérin fut l'étiquette inscrite en tête de la plupart des descriptions. Mais un long temps ne devait pas s'écouler sans qu'une exagération aussi exclusive ne fût reconnue, et, dans son remarquable Traité des maladies des femmes, Bernutz, allait montrer, preuves en main, qu'il fallait aussi mettre en cause le péritoine.

A partir de ce jour a commencé le règne des pelvi-péritonites, sous le régime duquel l'on a vécu jusque dans ces dernières années, bien que Siredey, Gallard, Brouardel et quelques autres auteurs aient essayé, par leurs études sur les altérations des annexes de l'utérus, de réagir contre l'esprit d'exclusivisme, qui tour à tour avait trop dominé les auteurs de ces premiers travaux.

Malgré les progrès que la gynécologie réalisa dans cette période tant au point de vue de l'anatomie pathologique qu'au point de vue clinique et pathogénique, il faut arriver à notre époque pour voir les ovarites et les salpingites nettement différenciées des autres inflammations pelviennes. Aussi ces affections, qui jadis étaient regardées comme d'un diagnostic fort difficile et, d'ailleurs inutile, puisqu'on n'avait en son pouvoir aucun traitement réellement efficace à leur

.opposer, sont aujourd'hui des maladies, que l'on ne méconnaît que rarement. On se rend bien compte de leur fréquence et, même pour certains opérateurs, c'est une monnaie peut-être trop courante dans la pathologie du petit bassin.

Toutefois, il n'en faut pas moins reconnaître que ces maladies ont largement bénéficié des progrès de la thérapeutique, et que, depuis Lawson Tait, auquel revient incontestablement l'honneur d'avoir été le promoteur d'une révolution hardie et féconde en résultats pratiques, la chirurgie, sous le couvert de l'antisepsie et de l'asepsie leur a heureusement appliqué ses ressources curatives. C'est en effet sous l'initiative de ce chirurgien, que les laparotomies se sont rapidement multipliées d'abord en Angleterre, en Amérique et en Allemagne, et un peu plus tard en France. Le nombre des observations en est aujourd'hui considérable et de jour en jour, dans les sociétés savantes, les discussions à ce sujet deviennent plus fréquentes.

Il nous paraît inutile de citer tous ces documents, dont nous avons consulté les plus importants, et dont on trouvera un index bibliographique dans un intéressant mémoire de Walton (de Gand) et dans les excellentes thèses de nos collègues Lavie, Monprofit et Rizkallah, travaux que nous allons largement mettre à contribution pour la rédaction de cette Revue.

II. — ANATOMIE PATHOLOGIQUE.

De l'étude anatomo-pathologique des salpingites, il résulte que les lésions des trompes ne sont presque jamais isolées, mais ordinairement accompagnées d'altérations diverses, qui intéressent plus ou moins profondément les ovaires, le péritoine, les ligaments larges et l'utérus. Ce sont ces lésions que nous allons rapidement passer en revue.

Lésions des trompes. — Bien que ces lésions soient très variées, on peut, suivant la nature et la cause de la maladie, établir cinq variétés principales de salpingite : 1° salpingite catarrhale végétante ; 2° salpingite interstitielle ou pachy-salpingite; 3° pyosalpingites; 4° hydrosalpingite; 5° hémato-salpingite.

Salpingite catarrhale végétante. — Dans cette variété, pro-bablement la plus fréquente de toutes, la trompe est toujours augmentée de volume ; elle peut atteindre la grosseur du petit doigt et même quelquefois celle du pouce. Lorsque cette augmentation est régulière, elle conserve sa forme normale : plus souvent elle est sinueuse, bosselée, irrégulière, offrant là des rétrécissements, ici des renflements ; généralement elle présente, au niveau de l'infundibulum, une hypertrophie plus accentuée. Le pavillon a subi des modifications particu-lières. Tantôt ses franges sont congestionnées, œdémateuses, hypertrophiées et disposées en forme de corolle; tantôt elles sont aplaties sur l'ovaire, auquel elles peuvent être soudées, bien que ce fait se remarque plus souvent dans les autres formes de salpingite; on constate alors des fausses membranes celluleuses qui englobent l'ovaire et la trompe, en formant une masse plus ou moins considérable fixée, soit le long des bords latéraux de l'utérus, soit au niveau de la cavité de Douglas.

Par suite de la dilatation et de l'épaississement de la trompe, son repli péritonéal, ou méso-salpinx se trouve diminué ou dédoublé, d'où la suppression de la mobilité et son contact direct avec le tissu cellulaire du ligament large qui, par propagation, peut s'enflammer.

Lorsqu'on a fait l'ablation de la trompe, si on la sectionne longitudinalement, on note un épaississement du tissu con-jonctif sous-péritonéal, de la paroi fibro-musculaire et de la muqueuse, qui est grise, mollasse et villeuse. La cavité dilatée est remplie d'un liquide muqueux, louche, visqueux, peu abondant, et de végétations irrégulières, grises, tomenteuses, pressées les unes contre les autres et bien visibles à l'œil nu, surtout lorsqu'elles sont examinées sous l'eau claire. Ces végétations, très augmentées de nombre et de volume et plus vascularisées qu'à l'état normal, revêtent, à l'examen histo-logique, les formes les plus variées. Les unes se terminent

par une extrémité renflée en massue ; les autres présentent à
leur sommet comme une grappe de verrucosités, ayant une
base commune. Elles se ramifient de la façon la plus irrégulière, se fusionnent et s'anastomosent entre elles de telle sorte
qu'elles forment des cloisons, des arcades et des arches ; sur
certains points elles constituent des cavités irrégulières, en
forme de boyau allongé, qui paraît pénétrer dans les parois
de la trompe. Il en résulte une apparence, qui rappelle tantôt
la structure du tissu aréolaire, tantôt celle d'une glande en
tube ; ce sont ces dispositions anatomiques que A. Martin
(de Berlin) et Orthmann ont rattachées à une variété spéciale de salpingite, qu'ils ont appelée salpingite folliculaire.

Toutes ces végétations et excroissances, qui hérissent la
surface de la muqueuse, sont constituées par une charpente
de tissu conjonctif, quelquefois infiltré de cellules embryonnaires et servant de soutien à des vaisseaux capillaires plus
nombreux et plus volumineux qu'à l'état normal. L'épithélium à cil vibratile, qui les tapisse, est le plus souvent
conservé : toutefois il peut être détruit par places, et ses débris
flottent dans le liquide exsudé de la cavité. Ces lésions se
rencontrent fréquemment sur les deux trompes, mais à des
degrés divers.

Salpingite interstitielle ou pachy-salpingite. — Cette variété
de salpingite a été tout d'abord signalée par Mundé et Martin.
Monprofit lui consacre quelques lignes dans sa thèse et
Blanche Edwards en a relevé une douzaine d'observations
qu'elle a publiées dans le *Progrès Médical de* 1888. Regardée
comme très fréquente par Mundé, elle semble n'être qu'un
état chronique des formes catarrhale et purulente. La trompe,
du volume d'un crayon à celui du petit doigt, est ferme, résis-
tante, semblable à une corde dure. Quand on en fait une
section, alors que l'affection est encore assez récente, on constate que sa cavité, dans laquelle on ne trouve que quelques
gouttes de liquide, n'a jamais subi d'augmentation ; elle est
normale ou rétrécie. Quant à ses parois, elles sont le siège

d'une infiltration plus ou moins prononcée de petites cellules arrondies, qui dissocient les faisceaux musculaires.

A un degré plus avancé, le revêtement épithélial est détruit, les fibres musculaires subissent la dégénérescence graisseuse, disparaissent, et les parois sont transformées en une véritable sclérose, dont la nutrition est nulle ou insuffisante. Telle est la description qu'en donne Martin, qui insiste sur la destruction de l'élément musculaire. Dans certaines observations, que Blanche Edwards a rattachées à cette salpingite, on note au contraire une hypertrophie des fibres lisses. On voit, en un mot, que l'anatomie pathologique de cette variété n'est encore qu'ébauchée.

Salpingite purulente. — Il en existe plusieurs formes dont nous énumérerons les lésions dans l'ordre suivant :

a). Salpingites dues à des microbes spécifiques identiques à ceux qui produisent l'infection des plaies (S... septique, pyohémique, diphtéritique, phlegmoneuse, érysipélateuse, putride et actinomycotique).

b). Salpingites causées par des organismes connus (S... blennorragique, tuberculeuse).

a). Dans la première variété, si le processus est récent, on observe les lésions plus ou moins étendues de la pelvi-péritonite aiguë puriforme avec différentes altérations des annexes, sur lesquelles nous reviendrons plus loin. Dans le cas où la maladie, datant de quelques mois ou de quelques années, a évolué lentement, on se trouve en présence d'une tumeur unie ou bilatérale, constituée par la trompe, l'ovaire et des fausses membranes, d'épaisseur variable, qui les font adhérer l'un à l'autre. Par suite de la distension que détermine le pus, qui se décèle, à travers les parois, par une coloration jaunâtre ou grisâtre, la trompe offre une forme et un volume variables. Ou bien elle est régulièrement distendue dans sa portion moyenne, ses extrémités ne subissant aucun changement; ou bien elle est allongée, très dilatée, ayant l'apparence d'une saucisse plus ou moins contournée sur elle-même ; d'autres fois, c'est au niveau du pavillon, adhérent à l'ovaire, qu'existe seule la tuméfaction. Son volume varie de la grosseur d'une noix à celle d'une tête de fœtus ; parfois ce n'est qu'une petite poche contenant seulement quelques grammes de liquide ; rarement elle atteint les dimensions d'une volumineuse tumeur, comme celle qui fut opérée en 1888, par Lucas-Championnière.

Ses parois diffèrent d'épaisseur suivant les cas. Il est peu fréquent qu'elles soient amincies ; ordinairement elles ont subi un certain épaississement, parfois assez considérable. D'après Monprofit, cette augmentation d'épaisseur serait en rapport avec la perméabilité ou l'oblitération de l'orifice tubo-utérin, que la plupart des opérateurs, contrairement à Lucas-Championnière, ont trouvé le plus souvent obstrué par l'épaississement de la muqueuse, en même temps que l'orifice externe est toujours oblitéré par des fausses membranes.

Quand on soumet l'organe à une section longitudinale, on trouve dans sa cavité du pus en quantité variable, quelques grammes ordinairement. Sauf les cas rares où ce n'est que du muco-pus, il est, en général, épais, bien lié, verdâtre et constitué par des cellules épithéliales cylindriques quelquefois mortifiées et par des globules blancs, en nombre variable, qui ont subi la dégénérescence graisseuse et hyaline. Dans quelques cas seulement, dit Cornil, on y a décélé la présence des microorganismes de la suppuration ; toutefois d'après Ebert et Kaltenbach, qui sont parvenus à les mettre en évidence, même chez une jeune fille vierge, ils ne feraient en réalité défaut que si la lésion est ancienne.

Comme dans la salpingite catarrhale, l'examen histologique montre les plis de la muqueuse très épaissis, des végétations et des bourgeonnements moins longs, mais plus épais, ce qui est dû à une infiltration de petites cellules et d'éléments embryonnaires, que l'on trouve également dans la couche profonde de la muqueuse et dans la paroi fibro-musculaire. En s'anastomosant les bourgeons secondaires forment des fentes et des cavités, qui simulent des cavités glandulaires. Les cellules cylindriques de la muqueuse, qui, en général, ont perdu leurs cils vibratiles, ne conservent leur forme que dans les replis et dans les enfoncements ; à leur partie libre, elles sont aplaties et deviennent cubiques et même tout à fait plates. Lorsque l'affection est plus ancienne, on constate que les végétations, baignées par un pus épais, se sont soudées et forment un tissu embryonnaire ou de bourgeons charnus, au milieu duquel se voient des cavités et des fentes, tapissées par une couche de cellules cylindriques ou cubiques.

Quant à la tunique musculaire, plus ou moins infiltrée de cellules embryonnaires, ses fibres sont atrophiées sur beaucoup de pièces ; mais, ainsi que le font remarquer Veit et Monprofit, elles subissent, au contraire, une très notable hypertrophie dans les cas où il existe un écoulement de pus par l'orifice tubo-utérin ; elles constituent alors des faisceaux volumineux, très nettement distincts en faisceaux circulaires sur la face interne, et en faisceaux longitudinaux sous la couche péritonéale.

Salpingite blennorragique. — Cette variété de salpingite se caractérise par des lésions analogues à celles que nous venons de décrire ; toutefois on remarque quelques différences, qui méritent d'être mentionnées. Sur une jeune fille, morte de pneumonie, et atteinte de vulvite aiguë, de vaginite et de métrite interne, Cornil a trouvé les trompes remplies d'un liquide puriforme, composé de quelques leucocytes et, en grande partie, de cellules cylindriques, dont les unes avaient subi la dégénérescence muqueuse. Dans ce pus le gonoccoccus de Neisser ne fut pas découvert ; dans la cavité des oviductes se voyaient en outre des végétations villeuses très développées, mais assez minces et très vascularisées.

Dans un cas publié en 1885, Kaltenbach rapporte que, sur une femme, qui, au moment des époques menstruelles, présentait des crises douleureuses effroyables, la trompe était creusée d'un canal très étroit et formée de parois rigides et d'une très grande épaisseur, due à l'hypertrophie de la tunique musculaire, à la dilatation des vaisseaux et à des hémorragies interstitielles. Suivant cet auteur, le rétrécissement du conduit tubaire et consécutivement l'hypertrophie de la tunique musculaire après la mort des gonocoques, et le tarissement de la suppuration seraient un mode de terminaison de la salpingite blennorragique.

Quant à la présence dans les sécrétions du gonocoque de Neisser, qui seul permet d'affirmer l'origine spécifique, à moins qu'on admette sa destruction avec le temps, elle n'a encore été démontrée qu'un nombre de fois assez restreint. Si on laisse de côté le fait de Noeggerath, où l'on a trouvé deux espèces de microorganismes analogues mais non identiques au gonocoque de Neisser, le premier cas, dans lequel il a été découvert, appartient à Westermann (de Stockolm)(*Hygiœna*, 1886 ;) le second à Orthmann (*Berlin Klin. Woch.* 1887), et le troisième à Heller qui, au dire de Werth (de Kiel) serait parvenu à colorer ce gonocoque (3e *Cong. de la Soc. all. de gynecol.* 1889). D'après Velander (*Bulletin médical*, janvier 1889) le premier de ces faits serait même peu probant.

Salpingite tuberculeuse. — Depuis la description que Brouardel en a donnée dans sa thèse, de nombreux travaux ont paru sur cette question. Parmi les plus récents, citons ceux de Spaeth, d'Hegar et de Cornil, auquel nous empruntons les lignes suivantes : Que le développement des tubercules soit primitif ou consécutif à des granulations péritonéales, ils donnent lieu à une notable augmentation de volume de l'organe, à la surface duquel on aperçoit des granulations semi-transparentes ou jaunâtres. La trompe sectionnée, on reconnaît que sa paroi épaissie présente des nodules tuberculeux, visibles à l'œil nu, et que sa cavité dilatée contient un liquide plus ou moins épais, puriforme, caséeux et granuleux. En outre, on trouve par le microscope le groupement caractéristique des éléments du follicule, la cellule géante, tantôt à la surface et à l'extrémité des végétations très hypertrophiées et très ramifiées, tantôt à leur base ou dans l'épaisseur de la muqueuse.

Comme dans les sécrétions vaginales et utérines, dans lesquelles le bacille de Koch a été rencontré par Cornil, Babès, Schuchard, Krance, Wesener, Koch, Caze, Simon, Derville,

Péraire et d'autres, on a recherché le microorganisme dans le pus des trompes ; et, bien que ces recherches aient été souvent vaines, on est arrivé cependant à l'y découvrir un certain nombre de fois. Entre autres faits, signalons-en deux, l'un de Hegar (*loc. cit.*) et l'autre de Munster et Orthmann (*Arch. für gynec. Band XXIX, Heft.* 1886).

Salpingite actinomycotique. — Dans le groupe des salpingites purulentes doit prendre place la salpingite, dite actinomycotique, dont, jusqu'à ce jour, on n'a relaté qu'un seul exemple. Zenam (*Médic. Jahrb* 1883), qui rapporte ce fait, signale la dilatation des trompes, très adhérentes à l'intestin, et remplies de pus et de champignons de l'actinomycète ; leurs parois étaient épaissies et couvertes de granulations produites par le champignon.

Hydro-salpingite. — L'hydro-salpingite, autrefois désignée sous le nom d'hydrops tubœ, est caractérisée par une accumulation de sérosité dans la cavité de la trompe. Distendue par un liquide clair, transparent, aqueux, elle atteint un volume, qui peut ne pas dépasser celui du doigt ou de l'intestin, mais qui, dans quelques cas, aurait égalé la grosseur d'une tête d'enfant. Tels sont les faits que rapportent Rokitansky, Froriep et Peaslee. Il est probable que l'on était en présence de kystes tubo-ovariens, et non pas d'une hydrosalpingite, dont les dimensions toutefois sont en général plus développées que dans les autres variétés de salpingite.

La forme de la tumeur est tantôt régulière, d'un aspect lisse, et d'une coloration blanc-bleuâtre ; tantôt elle est renflée à son centre ou à son extrémité, ovoïde, ou sinueuse ou moniliforme, dispositions qui tiennent à l'existence de brides péritonéales. Les parois sont ordinairement peu épaisses, souvent mêmes amincies, comparables à une feuille de papier (Byford). Quant à ses orifices, ils peuvent être tous les deux obstrués soit congénitalement, par suite d'un arrêt de développement portant sur l'utérus et la trompe, soit à la suite d'une légère inflammation du pavillon et de la muqueuse tubo-utérine, ou encore par transformàtion d'une pyo ou d'une hémato-salpingite.

Mais, si ces faits sont incontestables, il est plus fréquent d'après Schrœder et Lucas-Championnière, de constater la persistance de l'orifice tubo-utérin, ce qui permet au liquide, malgré la dilatation de la trompe, de s'écouler quelquefois périodiquement par la voie utéro-vaginale. C'est ce qui constitue la salpingite profluente (Hausamann).

Le liquide de l'hydro-salpingite ne renferme que des cellules lymphatiques ou des cellules épithéliales devenues muqueuses. Quant aux parois, leurs altérations sont en rapport avec la distension et l'ancienneté de la maladie. Si la dilatation est moyenne et de date récente, il n'y a pas de modification des villosités et de l'épithélium ; dans le cas contraire, on ne trouve plus à la surface de la muqueuse ni plis ni végétations, ni revêtement épithélial.

Hémato-salpinx. — L'hémorragie de la trompe se produit assez fréquemment ; souvent elle est peu abondante, et la tumeur est constituée par une quantité de sang, qui varie entre 25 et 50 grammes ; parfois elle atteint 200 ou 300 gr. ; exceptionnellement elle dépasse ce chiffre, comme dans un cas de Terrillon. Ce sang est liquide et a conservé sa couleur, ou bien il est poisseux, de consistance sirupeuse et transformé en une bouillie épaisse, noirâtre, ou en véritables caillots, accompagnés de fibrine durcie et de dépôts d'hématine en cristaux. Suivant la cause de l'hémorragie, les parois offrent un aspect variable. Elles sont distendues et amincies, quand il n'a existé antérieurement aucune inflammation ; au contraire, elles sont épaisses, irrégulières et tapissées d'énormes végétations, constituées par des villosités hypertrophiées et devenues arborescentes, si l'hémorragie survient dans le cours d'une salpingite ou d'une pyo-salpingite. Cet hématome peut lui-même être le point de départ d'une inflammation chronique. L'orifice utérin reste ordinairement perméable, d'où la possibilité de l'écoulement de sang par l'utérus d'une manière intermittente ou continue (Dysménorrhée distillante de Nonat).

LÉSIONS DE L'OVAIRE.

S'il existe des ovarites primitives et isolées, qu'on a de jour en jour de la tendance à regarder comme de plus en plus rares, il est un fait à peu près constant, c'est que les inflammations de la trompe sont généralement accompagnées de lésions de l'ovaire. Quelques auteurs, Monprofit en particulier, en décrivent deux variétés, que nous allons rapidement résumer : les dégénérescences kystiques et les ovarites suppurées.

Les dégénérescences kystiques sont encore assez mal connues dans leur nature, leur marche et leur terminaison. Fréquentes dans les salpingites non suppurées, elles se présentent sous deux formes. Dans l'une, l'ovaire est transformé en une pléiade de kystes peu volumineux, renfermant un liquide clair et transparent et séparés les uns des autres par un tissu infiltré d'éléments embryonnaires ; dans l'autre forme, la surface seule de l'organe est kystique, le centre offrant un état de sclérose souvent assez prononcé.

Les ovarites suppurées affectent également deux formes : ou bien l'ovaire, augmenté de volume et recouvert de fausses membranes plus ou moins épaisses, est farci de petits abcès distincts du volume d'une lentille ou d'une petite noisette ; ou bien il est transformé en une poche unique purulente ; c'est l'abcès ovarien proprement dit, dont le volume varie de la dimension d'une noix à celle d'une orange. La coque est confondue avec les fausses membranes qui l'entourent, et sous lesquelles on rencontre des follicules de Graaf plus ou moins volumineux et déformés, des kystes hémorragiques et des débris de corps jaunes. Par suite des adhérences du pavillon, ces abcès, quelquefois tubo-ovariens, peuvent s'ouvrir dans la trompe et dans l'utérus ; d'autres fois ils se perforent sur l'une ou l'autre de leurs parois.

PELVI-PÉRITONITE.

Nous n'avons pas à décrire en détail les lésions de la pelvi-péritonite, qui accompagnent celles de l'ovaire et de la trompe, arrivées à une certaine période. Cependant il est quelques particularités, principalement au point de vue chirurgical, qui doivent être mises en relief. D'une part, c'est l'existence des fausses membranes, qui englobent les organes de la cavité pelvienne et qui ne permettent pas de les distinguer facilement les uns des autres ; d'autre part, ce sont les adhérences variées, qui s'établissent entre les annexes et l'utérus, l'épiploon et l'intestin ; et aussi les déplacements des trompes et des ovaires. Le plus souvent c'est en arrière, dans la fossette sous-ovarienne, et dans le cul-de-sac de Douglas, que se trouvent l'ovaire et la trompe intimement accolés l'un à l'autre ; quelquefois, 1 fois sur 10 environ, c'est en avant, sur la face antérieure du ligament large, qu'ils sont fixés, appliqués et collés derrière la branche horizontale du pubis ou près du trou obturateur. Si la salpingo-ovarite est bilatérale, il n'est pas rare de trouver les annexes d'un côté en avant et ceux de l'autre côté dans la cavité de Douglas. Rappelons encore l'existence possible de collections purulentes, d'abcès infectieux développés dans l'épaisseur du ligament large, véritables poches péri-salpingiennes et ovariennes intra-ligamenteuses, et la production d'ouvertures fistuleuses faisant communiquer ces collections avec le rectum, l'S iliaque, l'intestin grêle, et beaucoup plus rarement avec la vessie et la cavité abdominale.

FRÉQUENCE DES SALPINGITES.

La fréquence des maladies des trompes n'est plus à démontrer ; elle est d'ailleurs admise depuis longtemps. En 1858, Scanzoni écrit que ces maladies accompagnent le plus souvent les affections de l'utérus et du vagin : Aran assure qu'elles existent presque toujours en même temps que la métrite ; puis

Ozenne. 2

nombres d'auteurs parmi lesquels nous citerons O. Saint-Vel, Leteinturier, Seuvres, Bernutz, Goupil, Siredey, établissent que, dans le plus grand nombre des affections utérines, les annexes sont atteintes. Depuis ces travaux, les recherches modernes sont venues à l'appui de cette manière de voir, ainsi que le prouvent les chiffres suivants empruntés à différents auteurs : Lewers (1884) a examiné l'état des organes génitaux internes sur 100 cadavres, autopsiés au London-Hospital en l'espace de treize mois ; il a constaté 17 fois des altérations diverses des trompes (hydro, hémopyo-salpingites). Winckel (1886) sur 500 femmes, a trouvé 300 fois des lésions plus ou moins accentuées, parmi lesquelles prédominent celles de l'utérus. Sur 1000 malades de sa policlinique, Martin en a noté 63, atteintes d'altérations des oviductes. Lawson-Tait et Saënger en ont rencontré de nombreux exemples chez des femmes atteintes de blennorragie, et le premier de ces auteurs en a mentionné quelques cas chez des vierges.

Depuis quelques années, les faits connus se sont multipliés, et, sans vouloir en dresser une statistique, nous rappellerons que Meinert en a publié 14 cas, Keith-Skène 23, Gusserow 14, Imlach 3, Price 3, Bouilly 6, Schauta 5, Routier 14, Terrier 8, Quenu 11, Richelot 6, Kingston-Fowler 15, Orthmann 22, Terrillon 50, Lucas-Championnière 80, etc. Toutefois malgré ces observations, dont nous pourrions multiplier le nombre, ces affections tubo-ovariques ne seraient pas, pour quelques gynécologistes, aussi fréquentes qu'on le dit. D'après Henry Coë dont les remarques remontent, il est vrai, à plusieurs années, les inflammations d'un degré moyen et le catarrhe de la trompe seraient des raretés pour l'anatomiste et pour le chirurgien. Cet auteur n'aurait jamais rencontré un cas de catarrhe chronique, et les inflammations aiguës, qu'il a observées, étaient dues à la propagation d'une péritonite aiguë. De 1884 à 1886, il a examiné un grand nombre d'annexes de l'utérus enlevées par voie d'opération à New-York, et il a noté que l'hydro et l'hémato-salpingites étaient très rares, et que l'inflammation purulente n'existait que dans le 1/5 des cas.

UNILATÉRALITÉ. BILATÉRALITÉ. AGE.

Le plus souvent les lésions existent simultanément des deux
côtés, mais à des degrés divers. Dans les cas où elles sont
unilatérales, les statistiques montrent une prédominance
pour le côté gauche ; toutefois il est à remarquer que ces résultats, obtenus pièces en main, diffèrent de l'observation
faite sur le vivant. C'est ainsi que, sur 287 malades, Martin a
trouvé 91 fois la bilatéralité des lésions, 138 fois le côté gauche
malade, et 58 fois le côté droit. Relativement à l'âge, le même
auteur donne les chiffres suivants : 9 au-dessous de 20 ans,
16 entre 40 et 50 ans, et 162 entre 20 et 40 ans. La plupart de
ces malades étaient mariées, et la moitié avaient eu des en-
fants ; chez un quart d'entre elles, il y avait eu des avorte-
ments.

III. — PATHOGÉNIE ET ÉTIOLOGIE.

Le développement des inflammations tubo-ovariques se fait
sous l'influence d'un certain nombre de causes, que nous allons bientôt passer en revue ; mais avant de les aborder, il
est un point de pathogénie, dont la discussion s'impose. Deux
théories sont en présence pour les expliquer. L'une admet la
transmission de proche en proche jusqu'aux trompes et au-
delà, d'une inflammation quelconque partie de la muqueuse
utérine, la muqueuse tubaire pouvant être considérée comme
une muqueuse utérine prolongée. C'est la première théorie en
date, à l'appui de laquelle on a invoqué les recherches anatomiques et cliniques ; elle fut unanimement adoptée jusqu'au
jour où Lucas-Championnière, après ses études sur les ganglions et les vaisseaux lymphatiques du système utérin et ses
observations cliniques, vint affirmer que l'inflammation,
quelle que fut la nature des accidents primitifs, était trans-
portée par les voies lymphatiques. Relativement aux salpingo-ovarites, ce chirurgien regarde la théorie de la propagation par les muqueuses comme une théorie enfantine,
qui ne repose que sur des vues hypothétiques, dénuées de

fondement. C'est ce qu'il a encore tout récemment soutenu à la Société de chirurgie (*Séance du 5 décembre* 1888).

Pour lui l'inflammation des lymphatiques est primitive, et ce n'est que secondairement que l'inflammation, par leur intermédiaire, envahit les tissus de voisinage. C'est un fait qui se déduit tout naturellement de cet état des lymphatiques, que l'on observe chez les femmes mortes à la suite de couches ou de fausses couches, chez lesquelles ils ont considérablement augmenté de volume et de nombre. Le rôle de ces lymphatiques, dans cette question spéciale de pathogénie, lui semble d'autant moins incontestable que, dans toutes les salpingectomies, il a toujours constaté l'intégrité de la muqueuse tubaire dans son tiers interne et dans la portion attenante de l'utérus. On ne saurait donc admettre que la muqueuse de la trompe, intacte au niveau de son origine utérine, puisse servir de voie de propagation à l'inflammation.

Un petit nombre de chirurgiens se sont ralliés à cette théorie lymphatique, et nous voyons Lavie, en particulier, la soutenir dans sa thèse inaugurale. Toutefois, pour cet auteur, il existe deux voies de transmission de la propagation infectieuse ; c'est ainsi qu'elle peut se faire par les troncs lymphatiques utérins ou directement par les muqueuses tubaire et utérine, continues l'une à l'autre, par l'intermédiaire du riche réseau réticulaire lymphatique, dont elles sont pourvues.

Dans un excellent travail sur les endométrites infectieuses, Péraire est amené à traiter en quelques lignes cette question. Tout en regardant comme possible la propagation aux trompes et au péritoine de l'infection par le tissu conjonctif et les lymphatiques du vagin et de la vulve, il insiste particulièrement sur la continuité de la muqueuse utérine avec les trompes, ce qui doit rendre plus facile le transport des élément septiques, et il ajoute : Le canal cervical ulcéré se montrant comme une large voie ouverte à tous les microorganismes, on comprend qu'il peut se produire des périmétrites, des phlegmons des ligaments larges, des *salpingites purulentes*, comme dans les lésions uréthrales ou vésicales se produisent les urétérites, les pyélites et les pyélocystites.

D'après Monprofit, la transmission de l'inflammation à la trompe par les lymphatiques du ligament large, ne serait qu'une hypothèse tout à fait problématique, car, si à la rigueur on peut admettre l'existence primitive d'une péri-salpingite, il n'est nullement prouvé que cette péri-salpingite puisse se propager à la muqueuse de la trompe. C'est ordinairement le contraire que l'on observe, toutes les fois qu'un conduit muqueux est entouré de tissu cellulaire et de lymphatiques ; l'inflammation de ces derniers n'est que secondaire.

D'autre part, Quenu, en s'appuyant sur ces données anatomiques que les lymphatiques du col utérin, se rendant dans les ganglions situés au-devant du sacrum, n'ont aucune connexion avec les ligaments larges, et que ceux du corps de l'utérus passent à distance de la trompe, en suivant le bord inférieur de l'aileron moyen, s'est également déclaré l'adversaire de la théorie lymphatique (*Soc. de chir.* 1888). Tout au plus, d'après ce chirurgien, serait-on autorisé à faire jouer quelque rôle de transmissibilité à ces vaisseaux dans la propagation de l'inflammation tubaire au parenchyme ovarique, l'infection directe d'organe à organe ne se concevant que difficilement.

C'est en tenant compte, d'une part, de ces objections à la théorie lymphatique, et, d'autre part, de la marche de la propagation de l'inflammation des muqueuses, qui se trouvent en continuité, que la grande majorité des chirurgiens et des gynécologistes adoptent la théorie de la marche ascendante de l'inflammation par les muqueuses. Pour Terrillon, Terrier, Trélat, Cornil, Quenu, Routier, etc., elle concorde mieux avec les données générales de la pathologie, avec les recherches anatomiques, et avec les lésions anatomo-pathologiques. Telle est également l'opinion d'un certain nombre de chirurgiens étrangers, Martin, etc...

C'est donc consécutivement à une endométrite, que paraissent se développer les salpingo-ovarites. Or, il est maintenant prouvé que ces endométrites sont d'origine infectieuse ; qu'elles proviennent de la puerpéralité, de la blennorragie ou d'introduction d'agents phlogogènes quelconques, qu'il y ait, en un mot, comme le dit Péraire, hétéro-infection, le résultat est identique. Un catarrhe de la muqueuse dû à l'infection de cette muqueuse par des agents microbiens, de nature variable, est l'origine première des inflammations de la trompe et de l'ovaire ; telle est la base sur laquelle repose la classification de Saënger.

Blennorragie. — Malgré l'avis de certains auteurs, Vélander et Schmith entre autres, la blennorragie semble être une des causes les plus fréquentes de la salpingo-ovarite. En 1652, Dominique Panaroli signale pour la première fois une ovarite de cette nature. Ricord se fait aussi le défenseur de cette infection, qui aurait pour lui plus de retentissement sur l'ovaire que sur la trompe. Mercier publie le premier une autopsie de salpingite blennorragique ; puis d'année en année paraissent sur ce sujet de nombreux travaux, parmi lesquels nous nommerons ceux d'Aran, de Bernutz, de Gallard, de Macdonald et de Noeggerath. Dès lors la blennorragie n'est plus regardée comme une maladie restant toujours cantonnée dans le vagin ; son extension possible à l'utérus et à ses annexes est reconnue évidente, et nombre d'endométrites rebelles ne paraissent devoir être attribuées qu'à ces formes latentes, en quelques sorte larvées, de l'infection blennorragique. Peut-être cependant cette pathogénie ne doit-elle pas être regardée comme aussi fréquente que l'a soutenu Noeggerath, qui était persuadé que, dans une grande ville, bien peu de femmes échappent à la blennorragie.

Néanmoins il n'en est pas moins vrai qu'elle doit être souvent invoquée dans le développement de la salpingite, et, quelle que soit la forme, aiguë ou chronique, que revêt l'infection, elle peut créer soit une infirmité, soit de réels dangers. Que la propagation se fasse directement du vagin par la voie utérine ou bien qu'elle ait lieu par l'intermédiaire d'une périmétrite, ainsi que le veut Gusserow, l'existence de la salpingite blennorragique, grâce à la constatation du gonocoque de Neisser, est un fait incontestable. C'est l'opinion généralement admise, en faveur de laquelle s'élèvent actuellement les voix de

L. Tait, A. Martin, Meynert, Saënger, Orthmann, Schauta, Terrillon, etc.

Avortement et accouchement. — L'avortement vient en seconde ligne dans la pathogénie de la salpingite ; et cela se conçoit d'autant mieux qu'il constitue non seulement un acte pathologique, mais encore que, dans beaucoup de cas, il ne reçoit aucun traitement antiseptique. Dejà bien propre dans ces conditions à provoquer quelques complications tubaires, il devient encore plus dangereux, s'il est accompagné de blennorragie, ce qui existe assez fréquemment, ou s'il se complique d'une rétention partielle ou totale du placenta et des membranes.

C'est également dans ces cas ou à la suite d'une intervention obstétricale, que l'accouchement à terme peut être lui-même une cause de la maladie. Ne sait-on pas, en effet, que le tissu utérin, gorgé de sang et de lymphe, est tout prêt à recevoir les germes morbides, et à favoriser leur développement, et que les lochies d'une femme malade renferment le streptocoque pyogène (Doederlein)? Il peut en résulter une endométrite d'inoculation, dont l'évolution sera parfois suivie d'accidents aigus, ou au contraire se déroulera lentement, et d'une façon progressive, l'infection salpingienne ne devenant assez souvent réellement sensible qu'au bout de plusieurs semaines ou plusieurs mois.

Tuberculose. — Depuis les travaux d'Aran, de Bernutz, de Siredey, de Pillaud, de Brouardel, de nombreuses publications ont été faites sur la fréquence de la tuberculose des organes génitaux internes. Elles ont démontré qu'elle était primitive beaucoup plus souvent qu'on ne le pensait autrefois, et qu'elle semblait avoir une prédilection pour la trompe. Sans parler des cas où la diathèse a envahi la trompe secondairement, nous en connaissons un certain nombre de faits relatés par Brouardel, Verneuil, Cayla, Daurios et d'autres auteurs. Pour Spaeth, Rokitansky, Hegar, Saënger, Meynert, Martin, elle se montre communément, et, dans ses leçons cliniques, Cornil affirme que cette manifestation locale paraît avoir son siège le plus habituel dans les trompes et dans le corps de la matrice, et très rarement dans les ovaires, contrairement à ce que soutenait Aran.

Son maximum de fréquence est compris entre 20 et 40 ans ; et de quelques observations il semble résulter qu'une inflammation antérieure crée une prédisposition à l'éclosion du tubercule (Hanot). Mais, si l'existence et la fréquence du bacille tuberculeux dans la trompe n'est plus une question à l'étude, il n'en est pas de même de la voie qu'il a suivie pour l'atteindre et s'y développer, lorsqu'on ne le trouve nulle part ailleurs. Cette inconnue est loin d'être résolue, et les données acquises ne permettent pas encore de juger définitivement cette intéressante question des portes d'entrée de la tuberculose. Depuis la remarquable thèse de notre ami Verchère, ce sujet a été repris sous différents jours et traité avec d'amples développements par quelques auteurs, parmi lesquels nous citerons particulièrement nos collègues Derville et Barbier.

Autres causes.

Dans un autre groupe de causes, pouvant engendrer, quoique plus rarement, la salpingo-ovarite, se rangent les différentes variétés de métrite, les plaies utérines, consécutives à l'ablation de tumeurs, les vaginites et les vulvites. Dans ces différents cas, les germes infectieux ne restent pas toujours inactifs, et ils épargent d'autant moins la trompe que parfois la congestion menstruelle tubo-utérine ou un traumatisme vulvo-vaginal quelconque peut leur préparer un terrain favorable à leur développement. A ces infections il convient d'ajouter encore celles qui proviennent de la pyohémie, de l'infection putride, de la diphtérie, des phlegmons, de l'érysipèle, de certaines fièvres éruptives (scarlatine, oreillons, etc.), ainsi que les infections instrumentales (hystéromètre, curettage, tamponnement, doigts septiques).

Le drainage défectueux de l'utérus, sur lequel Gyl. Wylie, Doléris et Monprofit ont attiré l'attention, doit également être mentionné; il produit une atrésie plus ou moins complète du col dans certains cas de cancer, de fibromes et de déviation utérine. Enfin pour Alban Doran, Routh, Ebert et Kaltenbach, la salpingite pourrait encore provenir d'une propagation à la trompe de papillomes de l'utérus et du vagin, et, d'après L. Tait, elle aurait été observée chez des femmes, dont l'utérus aurait subi un arrêt de développement.

IV. — SYMPTOMATOLOGIE.

L'histoire clinique des salpingites n'a été véritablement exposée que depuis quelques années; elle ne date en réalité que du jour où la pelvipéritonite, reconnue symptomatique d'une inflammation des annexes de l'utérus n'a plus été l'unique affection inflammatoire, admise autour de l'utérus.

D'ailleurs si l'on doit accorder à la périmétrite, au phlegmon périutérin et à la pelvipéritonite des caractères assez nets pour constituer des états inflammatoires différents, on aurait tort de rejeter tout rapport entre ces affections et la salpingite, qui doit être regardée comme l'une de leurs causes les plus fréquentes, et de nier l'existence isolée de cette dernière, dont les caractères cliniques permettent de lui distinguer plusieurs variétés et deux principales formes, suivant que son évolution est aiguë ou chronique.

Salpingite aiguë. — Quelle que soit la cause, avortement, accouchement, blennorragie, qui lui donne naissance, elle peut présenter plusieurs modes de début. Tantôt il est brusque et la maladie s'établit par un ensemble de symptômes, qui rappellent ceux de la pelvi-péritonite aiguë, du phlegmon du ligament large ou d'une véritable infection. On a alors affaire à la forme aiguë, forme relativement rare, antérieurement signalée par Bernutz et A. Guérin. Chez une malade, qui jusqu'alors n'avait offert que les symptômes de l'affection primitive, sans aucune cause déterminante appréciable, des douleurs apparaissent ou cessent de rester localisées à la région utérine; c'est alors, dans la fosse iliaque, qu'elles se manifestent avec le plus de violence. Elles peuvent apparaître spontanément, mais d'habitude c'est à l'occasion d'une pression, d'un mouvement ou de la marche qu'elles se montrent franchement. De la région iliaque où elles acquièrent leur maximum, elles irradient dans différentes directions, particuculièrement dans les membres inférieurs, ce qui contribue encore à rendre la marche de plus en plus difficile : aussi les malades ne s'avancent-elles qu'avec les plus grandes précautions et le corps courbé en deux, pour éviter toute pression profonde par la tension des muscles du ventre.

En même temps que surviennent ces douleurs le pouls s'accélère et la fièvre paraît ou augmente, en s'accompagnant des troubles divers des voies digestives et du système nerveux, et d'un état d'abattement et d'anxiété, variables suivant les sujets. Toutefois si les phénomènes ne sont que des manifestations de l'inflammation salpingo-ovarienne, ils ne revêtent en général qu'une intensité moyenne et ne tardent pas, sinon à disparaître totalement, du moins à perdre leur caractère premier d'acuité. Si, au contraire, au lieu d'être temporaires, ils persistent, se modifient et s'aggravent, il est à peu près certain que l'inflammation a gagné une portion du péritoine plus ou moins étendue.

Dans le cas où la salpingite est seule en cause, des signes locaux importants sont fournis par le palper abdominal, par le toucher vaginal et par le toucher rectal. La palpation donne des renseignements d'autant meilleurs que la paroi abdominale est moins chargée de graisse et plus dépressible, et, comme les douleurs à la pression sont, chez quelques femmes, très faciles à réveiller, cette exploration doit être tout d'abord pratiquée avec ménagement et douceur. En procédant de cette façon, on parvient aisément à reconnaître que l'utérus n'est que peu sensible et que la pression n'est réellement douloureuse que sur l'un des côtés de la matrice ou sur les deux, suivant que l'affection est uni ou bilatérale.

C'est également dans ces mêmes régions, au niveau de la partie supérieure des ligaments larges, que l'on perçoit une tuméfaction, variable suivant les cas. Tantôt elle est large, diffuse, mal délimitée ; tantôt elle est assez bien circonscrite, plus ou moins dure et transversalement allongée à la manière d'un cordon douloureux, allant de l'utérus vers le détroit supérieur (Seuvre).

Le toucher vaginal indique ordinairement que l'utérus n'a pas perdu sa mobilité et que si, en le déplaçant, on provoque quelques douleurs, elles proviennent des tiraillements exercés sur les ligaments larges. Les culs-de-sac vaginaux sont libres ; néanmoins le doigt, en les déprimant, peut parfois sentir, à une distance variable du vagin, avec lequel elle n'a aucun rapport direct, une tuméfaction, dont on étudie bien les caractères (forme, consistance, étendue) en combinant le palper abdominal et l'exploration par le rectum et le vagin.

Pour que ces différents signes, sur lesquels nous allons insister dans la forme chronique, puissent être manifestement reconnus, il faut que la salpingite soit la seule inflammation en jeu, car toute complication de phlegmasie péri-utérine et de pelvipéritonite vient en masquer le tableau symptomatique. Après une durée variable et des périodes d'amélioration et d'aggravation ou la résolution est complète, ce qui est l'exception, ou la maladie revêt la forme chronique, ce qui est la règle...

Salpingite chronique. — Il est rare que cette forme de la maladie s'établisse d'emblée ; elle est ordinairement consécutive, ainsi que nous venons de le dire, à une ou plusieurs poussées aiguës, que souvent l'on a attribuées soit à de la métrite soit à de l'ovarite. Dans quelques cas même, les accidents ont été si peu intenses qu'ils ont pour ainsi dire passés inaperçus, et, en présence d'une amélioration notable, on a cru à une guérison, qui, en réalité, n'était qu'apparente. Car, un jour ou l'autre, sous l'influence d'une nouvelle congestion pelvienne, quelle qu'en soit la cause, les accidents aigus vont faire irruption avec plus ou moins de violence, pour disparaître, il est vrai, en partie après un accès de durée variable, mais en laissant les malades dans un état général d'autant plus misérable, que les poussées inflammatoires auront été plus fréquentes.

L'analyse des symptômes qui caractérisent cette forme chronique, permet de les diviser en symptômes locaux et symptômes généraux.

Troubles menstruels. — Si, de temps en temps, l'on apprend que la fonction menstruelle a conservé ses caractères normaux, il est beaucoup plus fréquent de constater à son égard des troubles divers. Chez quelques malades, c'est une suppression de une ou deux époques, suivies de la réapparition irrégulière et en minime quantité de l'écoulement; chez d'autres, c'est une aménorrhée qui a existé pendant plusieurs mois. Au contraire, dans la grande majorité des cas, les métrorragies peuvent être regardées comme le phénomème qui apparaît au début de l'affection. Tout d'abord elles sont intermittentes et ne se montrent que tous les vingt-cinq ou tous les vingt jours, en affectant le caractère des ménorragies; mais peu à peu elles se rapprochent, s'accentuent et deviennent plus abondantes. Parfois, comme l'a observé Terrillon, ces hémorragies ne se suspendent plus, et les malades, continuellement dans le sang, ne savent plus reconnaître leurs époques cataméniales. Certaines de ces malades ne sont tourmentées à ce moment par aucune souffrance; mais le plus fréquemment des douleurs précédent l'hémorragie pendant quelques jours, en se faisant ressentir dans le bas-ventre et dans les reins avec une violence telle que le décubitus au lit est forcé; elles disparaissent en général, lorsque l'écoulement paraît. Toutefois, chez quelques malades, il n'est pas rare de les voir persister et se prolonger un certain temps pendant et après la métrorragie.

Douleurs. — Outre les douleurs, qui sont contemporaines de l'hémorragie, il en existe d'autres, qui constituent un symptôme constant de l'affection. Elles ont pour siège principal le bassin, et elles s'irradient, sous forme d'élancements, dans les reins et les cuisses: continues et modérées chez beaucoup de malades, elles présentent par instants chez d'autres, ce qu'il est commun de noter, des exacerbations d'une grande intensité, soit qu'elles aient paru spontanément, soit qu'elles aient été provoquées par la marche, par le coït, devenu très douloureux et insupportable, ou même par des efforts de miction et de défécation; quelquefois la pression, que détermine l'accumulation des matières fécales, en est la cause.

Lorsque ces exacerbations se produisent, les malades les comparent soit à une véritable torsion, soit à une violente déchirure ayant son siège dans l'un ou l'autre des côtés du bas-ventre. De ce point, comme centre, ces élancements douloureux se disséminent dans différentes directions: ou ils se dirigent vers les lombes et les cuisses jusqu'au niveau des genoux, ou bien ils se portent vers les parties génitales externes; quelques malades accusent en même temps des battements douloureux dans la région inguinale (Hégar). Sous le coup de manifestations aussi variées et quelquefois réellement atroces, on s'explique facilement pourquoi certaines femmes perdent momentanément toute notion des choses extérieures.

Dans certaines circonstances assez fréquentes, ces douleurs affectent deux formes presque caractéristiques à la salpingo-ovarite. L'une a été signalée et décrite par Gallard; elle se produit quand, en pressant au niveau de la région ovarienne, on retire brusquement la main ; c'est au moment de la dépression subite que la sensation douloureuse atteint son maximum. La deuxième variété, qui peut aussi coexister avec des fibromes (Lucas-Championnière), est caractérisée par des coliques intermittentes, siégeant ordinairement d'un seul côté du bas-ventre, et plus souvent à gauche. Comme les coliques en général, elles s'exagèrent par la pression, et, après une durée variable, elles disparaissent, lorsque l'utérus, en communication avec la trompe, laisse écouler un liquide, de nature variable, séreux, purulent ou sanguin. Ces coliques, qui naissent particulièrement par la pression au-dessus du ligament de Fallope et qui peuvent s'irradier en différents sens, apparaissent par accès, par attaques, dont la durée et le retour ne sont pas constants et ne sont soumis à aucune régularité.

Ecoulements. — C'est le plus souvent à la suite d'une de ces attaques de colique, que ces écoulements ont lieu. Ou bien l'on voit brusquement s'échapper par l'orifice utérin un liquide séreux, parfois en assez grande quantité, et révélant ainsi l'existence d'une hydrosalpingite. Ou bien c'est un écoulement de pus jaunâtre variant en quantité entre quelques grammes et plusieurs cuillerées, dont on peut faciliter l'évacuation en pressant sur la région de l'ovaire (Routier); on a alors affaire à une pyosalpingite. Quant aux écoulements sanguins, tout en étant plus rares et moins abondants, ils n'en révèlent pas moins une variété bien définie de salpingite, à laquelle on doit peut-être rattacher ce que l'on a décrit sous le nom de *dysménorrhée distillante*.

Signes physiques.

Pour l'étude de ces signes, on peut, avec Monprofit, diviser les salpingites en deux groupes, suivant qu'il y a ou non une tumeur abdominale manifeste.

1º Lorsque la tumeur a dépassé les proportions moyennes ordinaires, c'est-à-dire celles d'une noix ou d'une orange, elle remonte plus ou moins haut entre le pubis et l'ombilic, en se rapprochant de plus en plus de la ligne médiane. Dans ce cas, comme souvent il n'a pas été donné de la suivre dans son développement, le diagnostic en est généralement assez difficile, et il arrive de la confondre avec un kyste, un fibrome, une grossesse extra-utérine ou un phlegmon du ligament large. Quoique exceptionnels, de pareils faits doivent être présents à l'esprit, pour ne pas s'exposer à commettre quelque erreur de diagnostic.

2º Dans le second cas, que l'on peut regarder comme la règle, il n'y a pas de tumeur bien manifeste ; pour en déceler les caractères, c'est à la combinaison du palper abdominal, du toucher vaginal et du toucher rectal qu'il faut s'adresser.

Palpation abdominale. — Pour la pratiquer dans les meil‑
leures conditions possibles, on a conseillé d'avoir recours à
l'anesthésie générale ; ce serait, suivant quelques chirurgiens,
le seul moyen de se rendre bien compte de l'état de l'utérus
et de ses annexes. Le moyen est assurément bon, mais il n'est
pas indispensable ; car, sauf chez quelques femmes à paroi
abdominale très chargée de graisse, et à sensibilité très déve‑
loppée, on arrive assez aisément à explorer l'excavation pel‑
vienne, en ayant soin de faire placer la malade dans un
décubitus, qui permette le relâchement des parois, et en
pratiquant la palpation avec douceur.

On reconnaît tout d'abord qu'il existe, au niveau des liga‑
ments larges soit d'un côté, soit des deux et un peu en arrière
de l'utérus, une tuméfaction dont le volume varie entre celui
d'un œuf de pigeon et celui d'une petite orange : ou ses con‑
tours sont assez bien limités ou au contraire vagues et irrégu‑
liers ; sa forme est tantôt celle d'une masse distincte du bord
utérin, dure et régulière, tantôt celle d'une tuméfaction de
consistance moindre, bosselée et inégale. Parfois l'on perçoit
très nettement au-dessus de l'arcade pelvienne et du ligament
de Fallope une induration profonde, faisant corps avec la
paroi abdominale et se prolongeant, en s'étalant, vers la région
ombilicale : c'est le plastron abdominal, produit, suivant les
anciens auteurs, par l'épaississement du tissu cellulaire sous‑
péritonéal, et suivant Terrillon, par les annexes de l'utérus
indurées et entourées de fausses membranes ; au lieu d'être
extra-péritonéal, il serait en réalité intra‑péritonéal.

D'autres fois ce n'est pas une tuméfaction de ce genre que
révèle le palper, mais une grosseur en forme de couronne ou
ayant la courbure d'un U (Kaltenbach), ou bien un cordon
noueux, piriforme et irrégulier qui part de l'angle utérin et
se dirige en bas et en arrière. D'après Chiari, on pourrait
souvent observer, au début de certaines formes de salpin‑
gite chronique, des nodosités nettement circonscrites, du
volume d'un pois ou d'une noisette, siégeant à l'extrémité
utérine ou isthme de la trompe ; elles seraient dues à une

hypertrophie de la couche musculaire, consécutive à l'inflammation de la muqueuse tubaire. Quel que soit l'aspect que revêtent ces produits inflammatoires, on sait que la pression y provoque toujours des douleurs d'intensité variable suivant les sujets et suivant l'état des parties enflammées.

Toucher vaginal. — Par le toucher vaginal, on acquiert des notions importantes sur l'état de l'utérus et des parties environnantes ; c'est le mode d'exploration qui bien souvent nous donne les renseignements les plus précis. Ordinairement les parois vaginales sont souples, le col de l'utérus est gros, volumineux, mollasse et peut être le siège d'ulcérations, sa muqueuse est ectropiée. Rarement il occupe la situation médiane, il est ordinairement dévié soit latéralement, soit en avant ou en arrière. Le corps utérin est lourd, pesant, également déplacé et porté du côté opposé à celui qu'occupe la tumeur ; il présente fréquemment des flexions, surtout de la rétroflexion, et, en général, il a perdu plus ou moins de sa mobilité. Lorsqu'on cherche è le déplacer, sauf dans les cas exceptionnels où il est resté relativement mobile, on constate qu'il est en grande partie enclavé, et que la moindre tentative pour le mouvoir est douloureuse ; c'est une conséquence des lésions périphériques qui sont venues s'ajouter à une endométrite plus ou moins ancienne, sur laquelle le spéculum à la rigueur et le cathétérisme pourraient encore renseigner, si leur emploi ne devenait pas trop souvent la cause de vives douleurs, qu'il est inutile de provoquer.

Lorsqu'avec l'index on déprime le cul-de-sac, cette exploration fournit des renseignements différents, suivant que la salpingo-ovarite est simple ou compliquée d'inflammation péri-utérine. Dans ce dernier cas, on trouve une tuméfaction plus ou moins volumineuse et entourant l'utérus, dont elle est séparée par un sillon, tuméfaction douloureuse, de consistance variable, chaude et parfois animée de battements ; ce sont, en un mot, les phénomènes morbides que l'on attribue à la pelvi-péritonite. Si cette tuméfaction diffuse n'existe pas, les lésions propres à la salpingite peuvent être reconnues, et, par la combinaison du palper abdominal et du toucher, on parvient à bien déterminer la situation, le volume, la forme, la consistance, tous les caractères en un mot de la tumeur latérale, que la palpation extérieure a en partie révélés.

Chez certains malades, alors que les annexes enflammées sont maintenues par des adhérences profondes dans le cul-de-sac de Douglas et non plus au niveau de la base du ligament large, le toucher vaginal, tout en n'étant pas infructueux, ne renseigne pas aussi complètement que le *toucher rectal*, que l'on doit d'ailleurs toujours pratiquer. Combiné avec le palper abdominal, il permet d'explorer sur une plus grande étendue la tumeur tubo-ovarienne et de l'apprécier dans ses détails. Cette exploration doit être faite avec la plus grande délicatesse pour ne pas réveiller trop vivement l'inflammation et pour ne pas provoquer des accidents de rupture ou une péritonite généralisée.

Tels sont les signes physiques ordinaires des salpingites que l'on note d'habitude avec une précision suffisante ; mais chez un certain nombre de femmes, ils sont loin de présenter cette évidence ; il n'est pas rare qu'ils fassent en partie défaut ou qu'ils ne soient perceptibles, malgré des examens répétés et minutieux, que d'un seul côté, le plus souvent à gauche, bien que presque toujours les annexes soient malades des deux côtés. Parfois même l'affection ne se manifeste par aucun symptôme caractéristique, et c'est par hasard qu'en pratiquant une laparotomie pour une autre maladie on vient à la découvrir. Ces faits exceptionnels mis de côté, il est de règle de voir s'ajouter aux symptômes que nous venons de passer en revue, des phénomènes généraux qui traduisent l'état de souffrance dans lequel sont plongées les malades.

Phénomènes généraux. — Nous avons déjà signalé la fièvre et les troubles nerveux et digestifs, qui accompagnent la phase aiguë de la salpingite. Lorsqu'elle est devenue chronique et que des crises aiguës se sont répétées un certain nombre de fois, presque toujours au moment des époques menstruelles ou à la suite de fatigues et d'excès, la santé générale est de plus en plus atteinte, et les malades présentent un état caractéristique tout particulier. Le visage est pâle et abattu, les yeux bordés d'un cercle noirâtre, les muqueuses décolorées, le pouls petit et misérable, les battements du cœur précipités ; des migraines, de la céphalalgie, des douleurs névralgiques multiples apparaissent à chaque instant, et tous ces phénomènes révèlent l'anémie extrême dans laquelle sont tombées ces malheureuses femmes. La perte des forces s'accentue de jour, de même que l'amaigrissement provoqué et entretenu par des troubles digestifs variés, anorexie, nausées, vomissements, entérite glaireuse, etc. Réduites à cet état de langueur et tourmentées par de fréquentes crises douloureuses qui peuvent donner lieu à des accidents hystériformes et cérébraux divers, ces malades en sont arrivées à une situation tellement lamentable que la vie leur est devenue à charge.

V. — MARCHE ET COMPLICATIONS.

La marche de la salpingite est en général assez caractéristique, sinon dans les périodes aiguës, du moins lorsqu'elle a pris l'allure chronique. Dans le premier cas, soit qu'elle n'ait pas été exposée à des causes capables de l'entretenir et de l'aggraver, soit qu'elle ait été convenablement traitée dès le début, elle peut disparaître et guérir, en ne laissant que des traces qui n'auront à l'avenir aucun retentissement apparent sur l'économie. Il faut cependant noter, quand la maladie a été bilatérale, la stérilité comme conséquence à peu près forcée.

Au lieu de ces cas heureux, qui sont relativement rares, se voient bien plus souvent ces alternatives d'amélioration et de poussées inflammatoires, ayant le caractère d'inflammations péritonéales, et la série des accidents que nous avons relatés. C'est pendant l'évolution de ces phénomènes, particuliers aux hémato et pyo-salpingites, quelle que soit leur origine, que surgissent des complications de gravité variable, dont l'apparition peut avoir lieu à toutes les époques de la maladie. Parmi ces complications, sans parler des épanchements ascitiques qui accompagnent parfois la salpingite papillomateuse (Doran et Routh) et la salpingite tuberculeuse (Chandelux), nous signalerons comme l'une des plus fréquentes la pelvipéritonite, ordinairement chronique et même quelquefois latente, mais qui, sous l'influence de causes diverses, peut prendre une marche aiguë et provoquer une péritonite généralisée devenant rapidement mortelle. Semblables faits s'observent particulièrement dans les cas de tubo-ovarite blennorragique.

D'autres fois, l'on assiste à une rupture de la collection tubaire qui se produit dans l'un des organes creux du petit bassin : vagin, vessie, utérus et rectum, ou dans la cavité péritonéale; cette rupture a lieu tantôt spontanément, tantôt à l'époque des règles ou à la suite d'un cathétérisme utérin, d'une traction sur l'utérus (A. Mermann), d'un toucher ou d'une injection vaginale. Si l'évacuation s'est faite dans un organe voisin, il peut en résulter la guérison. Mais cette heureuse terminaison est loin d'être constante : souvent le trajet reste fistuleux, pour le rectum en particulier, et la malade est exposée à la septicémie ou aux dangers d'une suppuration prolongée. Toutefois même dans ce dernier cas, la cicatrisation peut être obtenue, mais il y a à craindre une récidive. C'est ce que nous avons observé chez une femme qui, à la suite d'une couche, avait eu, il y a huit ans, une perforation rectale ; la guérison était survenue au bout de quelques mois. Mais cette année une nouvelle collection purulente s'est produite et ouverte dans le rectum ; la guérison en a été obtenue par des douches rectales.

Lorsque la rupture a lieu dans le péritoine, s'il s'agit d'une hémato-salpinx, une péritonite peut en être la conséquence : d'autres fois c'est une hématocèle avec ses suites variées, qui se produit. Si l'on a affaire à un abcès (M. Burnier) c'est une péritonite à marche foudroyante qui se déclare. Rappelons enfin que Gyl Wylie et Guillet ont publié deux cas d'accidents urémiques, par suite des adhérences d'une tubo-ovarite à l'uretère.

VI. — Diagnostic.

Lorsque l'on jette un coup d'œil sur l'ensemble des symptômes que nous venons de rapporter comme appartenant aux salpingo-ovarites, il en ressort qu'ils se présentent avec une certaine variété, suivant les formes de l'affection et suivant les sujets. Aussi doit-on s'attendre à éprouver parfois de véritables difficultés pour poser le diagnostic. Si fréquemment le doute n'est pas possible, dans maintes circonstances il n'y a pas de signes pathognomoniques, qui permettent d'affirmer la salpingite ; mais les probabilités sont tellement vraisemblables qu'il y a lieu de la regarder presque comme une certitude. C'est en semblable occurence que l'on pourra utiliser avec avantage, particulièrement chez les vierges, l'anesthésie par le chloroforme (Trélat) pour instituer le meilleur traitement.

Quoi qu'il en soit, nous estimons que ce traitement sera d'autant mieux approprié et d'autant plus efficace que le diagnostic aura été plus exact ; aussi un diagnostic différentiel nous paraît-il nécessaire et nous avouons qu'une telle discussion clinique ne nous semble pas aussi oiseuse que l'ont soutenu quelques opérateurs distingués, pour lesquels la seule présence d'altérations organiques, dans la région des annexes, assure un diagnostic suffisant, et commande l'unique opération qui doit, suivant eux, guérir le mal, c'est-à-dire la laparotomie

Nous allons donc commencer, dans ce chapitre : diagnostic par distinguer la salpingo-ovarite des affections qui peuvent la simuler et ensuite en déterminer la variété.

Pour quelques auteurs (Terrillon, Monprofit, Lavie, etc.), il n'y aurait pas à se préoccuper d'établir un diagnostic entre les affections de la trompe, et le phlegmon du ligament large le phlegmon péri-utérin et la pelvipéritonite qui ne seraient ordinairement qu'une conséquence des inflammations tubo-ovariques. Il est évident qu'il en est la plupart du temps ainsi toutefois ce serait une erreur de généraliser ces faits, car ces lésions peuvent apparaître et se développer en dehors de toute altération de l'ovaire et de la trompe. C'est un point sur lequel nous reviendrons.

A. DIAGNOSTIC DIFFÉRENTIEL.

La salpingo-ovarite peut être confondue avec :

1° *La métrite chronique*. — Ou bien la métrite, à quelque degré qu'elle existe, est accompagnée de salpingite ; ou bien elle est la seule affection en jeu. Dans le premier cas il n'y a pas un unique diagnostic à faire ; les deux maladies doivent être reconnues pour leur appliquer à chacune d'elles le traitement qui leur convient. Si, au contraire, la métrite est seule en cause, les signes physiques par lesquels se révèle dans la fosse iliaque et autour de l'utérus la salpingite, font défaut, et l'on constate en outre que le siège maximum de la douleur occupe la région de l'utérus, que cet organe présente des modifications de volume et de sensibilité plus ou moins accentuées, que le col est gros, mou et exulcéré, et que de sa cavité s'écoule une sécrétion en rapport avec l'inflammation dont la matrice entière est le siège.

2° *L'ovarite*. — Lorsque la trompe s'enflamme à la suite de l'une ou de l'autre des causes que nous connaissons, il est de règle que l'ovaire ne reste pas intact : aussi le terme de salpingo-ovarite est-il en réalité plus juste que celui de salpingite ; il n'y a donc pas de diagnostic à instituer entre les deux affections qui coexistent et qui toutes deux sont généralement secondaires. Mais il n'en est pas de même, si l'on admet l'existence primitive de l'ovarite pure ou essentielle. Sans être peut-être aussi fréquente qu'on l'a cru à une certaine époque, nous savons par les travaux de Gallard et de Ferrand, par l'excellente thèse de Dalché, et par un mémoire de P. Petit, que cette entité morbide existe à l'état d'isolement. Nous ne rappellerons pas les phénomènes généraux et les troubles fonctionnels qu'elle détermine, car ils offrent une grande analogie avec ceux que l'on constate dans la salpingite. Toutefois il est important de signaler la douleur que provoque lo brusque retrait de la main pressant sur l'abdomen, ainsi que la constatation par le toucher vaginal d'une tumeur arrondie et mobile, sans empâtement du cul-de-sac. Lorsque l'ovaire s'est déplacé et est venu se fixer dans la cavité de Douglas, le doigt, en déprimant à ce niveau, perçoit bien l'organe sous forme d'une tumeur mobile, fuyante, distincte de l'utérus, et d'une sensibilité telle que la douleur est d'une acuité extrême ; dans certains cas, cette tumeur n'est nullement mobile et est adhérente à l'utérus, qui a subi une rétro-déviation.

3° *Les fibromes utérins.* — Il ne doit pas être question de ces fibromes interstitiels et sous-muqueux, qui font corps avec l'utérus et qui ne peuvent être confondus avec une tumeur juxta-utérine. La forme et la consistance du fibrome, le cathétérisme intra-utérin, les caractères de la douleur et la nature des écoulements sont les principaux éléments qui font établir le diagnostic. Mais, où il peut y avoir quelque hésitation, c'est lorsqu'on a affaire à un fibrome pédiculé, situé en arrière ou sur les côtés de l'utérus ; il en est de même des corps fibreux infiltrés dans les ligaments larges ou développés sur les parties latérales du col. Si, de plus, ils sont douloureux, on ne sera définitivement fixé sur la nature de la tuméfaction qu'après plusieurs examens, et l'étude des antécédents et de la marche de l'affection. C'est dans ces cas que le diagnostic est entouré de grandes difficultés, bien que les douleurs n'offrent pas les mêmes caractères que dans la salpingite, et que la réaction générale soit toute différente. La présence des ovaires à leur place habituelle et les renseignements donnés par le toucher rectal sont encore d'un très utile secours.

4° *L'ovaire prolabé.* — Le prolapsus d'un ovaire sain est ordinairement assez facile à reconnaître, car l'organe a son volume ordinaire et ne présente que rarement une grande sensibilité, presque toujours il jouit d'une certaine mobilité ; toutefois il peut être maintenu fixe par quelque bride fibreuse, simulant à la rigueur une trompe malade ; en pareille circonstance, surtout s'il y a coexistence d'endométrite, le diagnostic devient plus incertain.

5° *Kystes de l'ovaire et du ligament large.* — Certains kystes de petit volume ayant pour siège l'ovaire ou le ligament large (Terrillon) ont pu être pris pour des tumeurs tubo-ovariques. La confusion est surtout possible, quand ces kystes tombent dans la cavité de Douglas ; en général, si la tumeur est mobile et non adhérente, si, en l'absence de toute lésion utérine, elle est nettement fluctuante et ne s'est accompagnée d'aucun phénomène douloureux, il y a de grandes probabilités pour qu'une erreur ne soit pas commise. Dans certains cas pourtant celle-ci est inévitable, ainsi qu'on l'a plusieurs fois observé (Terrier, Trélat, Lawson Tait, Hégar, Martin) pour des hydropisies considérables de la trompe, prises pour des kystes ovariques.

6° *Déviations utérines.* — Quoique les rétro-déviations utérines et les salpingo-ovarites offrent quelques signes communs, il suffit de constater, par le palper et le toucher combinés, la situation et la forme de la tumeur et d'avoir recours au cathétérisme pour lever tout doute. S'il y a coexistence de ces affections ou rétro-déviations avec adhérence de l'ovaire enflammé à l'utérus, on trouve sur les côtés de cet organe une tuméfaction, qui rappelle les caractères des lésions tubaires. Un diagnostic complet s'impose, car une opération par exemple, qui remédierait à la déviation serait impuissante à faire disparaître les accidents dus à l'inflammation des annexes ; il est à peu près certain qu'on n'en retirerait aucun bénéfice.

7° *Grossesse et grossesse extra-utérine.* — Nous ne rappellerons que pour mémoire la grossesse survenue dans un utérus en rétroflexion : outre les signes du début, le siège et le volume de la tumeur, développée aux dépens de l'utérus, diffèrent assez des tuméfactions salpingiennes, pour que l'erreur ne puisse être commise. Mais il n'en est pas de même pour la grossesse extra-utérine dans sa première période, car il est fréquent de constater des douleurs avec nausées et vomissements, un écoulement sanguin irrégulier en même temps qu'une tumeur occupant la fosse iliaque et située à côté de l'utérus, dont le volume n'a pas changé. Pour éviter

autant que possible la confusion, on devra en outre prendre
en considération les modifications des seins, le développement rapide de la tuméfaction et, ce qui se montre parfois,
le rejet d'une caduque.

8° *Hématocèle rétro-utérine.* — Elle se distingue de la salpingite par la mise en scène qui caractérise son début, ordinairement précédé pendant un temps variable de troubles de
la menstruation et de divers phénomènes inflammatoires,
et par la saillie dans le vagin d'une tumeur lisse, arrondie,
qui, tout d'abord fluctuante, durcit de jour en jour et ne devient
elle-même douloureuse que si l'inflammation s'en empare;
la situation sous-pubienne du col utérin ne doit pas être
négligée comme élément de diagnostic.

9° *Coexistence des salpingites avec les fibromes et le cancer de
l'utérus.* — Il est assez fréquent de rencontrer en même
temps qu'un corps fibreux ou un cancer de l'utérus des lésions
des annexes, hydro, pyo ou hématosalpingite. Dans ces cas,
ces dernières ne constituent qu'une maladie secondaire, dont
le traitement est subordonné aux décisions que réclame la
maladie principale.

Quant à ces états inflammatoires pelvipéritonites, phlegmon
péri-utérin, phlegmon du ligament large, les uns et les autres
la plupart du temps, consécutifs à une salpingo-ovarite, nous
ne devons les considérer que comme des accidents et les ins-
crire au chapitre des complications.

B. DIAGNOSTIC DE LA VARIÉTÉ DE SALPINGITE.

Lorsque le diagnostic de salpingite est hors de doute et que
l'on a bien établi qu'il s'agit « d'une tumeur dont les rapports
avec l'utérus sont constatés par l'intermédiaire de son extrémité utérine », seule condition, qui permet, d'après Martin,
d'affirmer un diagnostic, on doit se demander à quelle variété
de salpingite l'on a affaire.

La salpingite catarrhale, dont l'origine peut être blennorragique ou puerpérale, est parfois difficile à reconnaître, car il
y a quelques raisons de craindre une pyo-salpingite. Si

cependant la palpation ne révèle qu'un cordon dur et uniforme, une tuméfaction allongée, sans irrégularités et sans bosselures, et si les phénomènes généraux ont constamment fait défaut, il y a plutôt lieu de supposer que l'inflammation est simplement catarrhale. Ajoutons néanmoins que certaines formes légères de pyo-salpingite peuvent prédisposer à la confusion. L'évolution ultérieure des accidents est seul capable de dissiper l'incertitude du début.

L'hydrosalpingite, dont l'étiologie est loin d'être entièrement élucidée s'accuse par des symptômes qui, pour la plupart, ne permettent pas de la différencier des autres variétés d'inflammation salpingienne. Toutefois c'est surtout dans cette forme où les dimensions de la tumeur sont parfois considérables qu'on observe la colique, dite colique salpingienne, et l'évacuation par le vagin d'une quantité variable de liquide clair et de nature particulière.

L'*hémato-salpinx* ne se distingue souvent que très difficilement de la variété suivante, leurs manifestations ayant de nombreux points de ressemblance. Toutefois la véritable origine pourra être soupçonnée si le début de l'affection s'est montré durant une période menstruelle en s'accompagnant de quelques phénomènes d'hémorragie interne, ou si, à cette époque il se fait une replétion de la trompe. C'est dans ce cas, lorsque l'orifice utéro-tubaire n'est pas oblitéré, qu'on peut observer l'aménorrhée distillante, c'est-à-dire la déplétion lente de la poche par la voie utéro-vaginale.

La *pyo-salpingite,* en faveur de laquelle on doit tenir compte des circonstances qui ont présidé à son début, se manifeste par une tuméfaction, dont les principaux caractères sont la dureté ou la fluctuation, les bosselures et les inégalités de sa surface et l'absence de mobilité. En rapprochant de ces signes locaux les accidents généraux d'intensité variable qu'elle engendre, on est ordinairement en mesure de ne pas la méconnaître; à plus forte raison ne commettra-t-on aucune erreur, s'il existe une évacuation purulente par l'utérus, ou bien une fistule vaginale ou rectale.

Quand on se trouve en présence d'une *salpingite tuberculeuse* dont les caractères se confondent fréquemment avec la tuberculose péritonéale, le diagnostic peut être indécis, car, qu'elle ait été primitive ou secondaire, il n'est pas aisé de la reconnaître au milieu des produits tuberculeux, disséminés tout autour d'elle (Chandelux et Daurios), et cela d'autant moins que ses symptômes propres sont masqués par ceux de la généralisation péritonéale. Parfois chez certaines malades, elle provoque un épanchement ascitique circonscrit par des adhérences péritonéales, ce qui peut faire penser à une péritonite enkystée ou à un kyste de l'ovaire, et empêcher qu'elle ne soit découverte.

Mais dans quelques cas, les lésions sont plus distinctes et sa marche offre une allure particulière en ce sens qu'elle donne lieu à de fréquentes poussées de douleurs et de pelvipéritonite (Brouardel). D'après Terrillon, il faudrait regarder comme un signe physique important une dureté spéciale et une résistance des bosselures, que l'on constate avec le doigt placé dans le vagin au niveau de la tumeur. En outre, l'état général est plus débilité, l'amaigrissement plus notable et le dépérissement plus accentué que dans les salpingites ordinaires : enfin la coexistence possible de lésions tuberculeuses dans d'autres organes viendrait corroborer le diagnostic.

Un dernier point de diagnostic mériterait encore d'être éclairci, car, relativement au pronostic et au traitement, il présente une certaine importance ; nous voulons parler de l'état de développement de la trompe, avant d'être devenue le siège d'une inflammation (Freund). La conduite thérapeutique étant absolument différente suivant que la trompe est normale ou présente des altérations congénitales (arrêt de développement, atrésies, etc.), il y a donc nécessité de rechercher avec soin si quelques troubles de l'appareil génital, tels que la dysménorrhée, l'aménorrhée, etc., ne datent pas de la puberté.

VII. — TRAITEMENT.

Une étude critique des différents traitements, qui ont été préconisés pour la cure des salpingites, ne manquerait certes pas d'intérêt ; mais elle nous entraînerait dans des considérations beaucoup trop étendues pour le cadre de cette Revue. Nous nous bornerons donc à indiquer la conduite thérapeutique qui nous paraît la plus légitime pour chaque variété de salpingite, et à mentionner les indications et les contre-indications qui doivent décider du choix de l'intervention la plus favorable.

Autrefois la salpingite, que l'on désignait sous les noms les plus variés, était presque constamment traitée médicalement ; de nos jours on est tombé dans une exagération opposée, et l'on à une tendance parfois trop prononcée à n'avoir recours qu'à une intervention chirurgicale. Il est difficile de souscrire absolument à cette opinion du Dr Rizkallah, écrivant dans une thèse récente, que la thérapeutique des lésions tubaires ressort exclusivement de la chirurgie, et nous croyons que peu seront disposés à imiter la conduite de certains chirurgiens qui, entraînés par trop d'engouement opératoire, décrètent que la laparotomie doit être proposée à toute femme, dont la région salpingo-ovarienne est occupée par une tuméfaction douloureuse.

Il y a là un abus, une exagération contre laquelle on ne peut trop s'élever et l'on a peine à croire, alors que déjà on cesse, à l'étranger, de suivre la voie interventionniste à outrance, dans laquelle s'étaient engagés un certain nombre de chirurgiens, que l'on ne tienne pas compte des réserves, que formule actuellement la phalange des plus distingués gynécologistes. Que trouve-t-on en effet dans la très intéressante thèse de notre collègue Pichevin ? Maintes citations exprimant unanimement que l'opération sanglante a été trop généralisée. A ces témoignages autorisés, auxquels s'attachent les noms de Polk, Burton, Spencer Wells, Croom, Grandin, Gittens, Martin, Emmet, Goodell, Granville Bantock, Coe, Freund, Brantzel, etc., il nous serait facile d'en ajouter de semblables parmi les représentants les plus renommés de la chirurgie française, au nombre desquels nous comptons, pour n'en citer que quelques-uns, Lefort, Verneuil, Terrier, Trélat, Terrillon, Bouilly, etc.

Mais de ce que l'on a étrangement abusé d'une opération qui est admirable, lorsqu'elle est bien indiquée, doit-on en déduire, malgré les difficultés qu'elle peut offrir et les chances diverses qu'elle fait courir, qu'il faut l'abandonner? En aucune façon ; seulement entre ces deux extrêmes, qu'à tort on adopte d'une manière exclusive, l'expectation armée et le prurigo secandi abdominal, il existe nous semble-t-il, une ligne de conduite intermédiaire, qui répond mieux aux indications de la clinique et qui, tout en ne sacrifiant aucun des intérêts des malades, n'en porte nullement atteinte au savoir faire du chirurgien.

TRAITEMENT MÉDICAL.

Salpingite aiguë. — Les salpingites aiguës réclament avant tout le repos absolu au lit pendant toute la durée des douleurs spontanées et des douleurs à la pression. Si, au début, il paraît nécessaire d'avoir recours aux émissions sanguines, on fait sur le côté correspondant du ventre une ou deux applications de sangsues.

Pour calmer les douleurs et les accidents nerveux et hémorragiques, outre l'usage interne ou sous forme de suppositoires, du chloral, du bromure de potassium, des extraits calmants (jusquiame, ciguë, belladone, opium) et de la médication anti-nerveuse et anti-hémorragique, des compresses chaudes sont maintenues en permanence sur l'abdomen et plusieurs fois par jour on fait donner des injections vaginales tièdes antiseptiques, en ayant soin que le jet n'ait qu'une faible impulsion et que le liquide séjourne quelque temps dans le vagin.

Quelques auteurs, Lucas-Championnière entre autres, se sont élevés rigoureusement contre l'usage de ces injections en prétendant que, non seulement elles aggravent les maladies utérines et péri-utérines, mais encore qu'elles augmentent les douleurs. Tel n'est pas l'avis de la plupart des chirurgiens, et nous pourrions ajouter de beaucoup de malades qui, après chaque injection, éprouvent une diminution de leurs douleurs.

Par une alimentation bien dirigée et par l'usage des lavements et des laxatifs, autant qu'on le juge à propos, on s'efforcera d'obtenir la régularité des selles.

Au bout de quelques jours. lorsque les accidents aigus se sont un peu apaisés, en plus des moyens thérapeutiques que nous venons d'indiquer, il est utile d'insister sur l'emploi répété des injections chaudes (40 à 45°) et de prescrire les bains de siège à température assez élevée, que l'on remplace plus tard par de grands bains alcalins.

Sous l'influence de cette médication, que l'on continuera avec patience et qui doit avoir pour adjuvant important le repos, principalement durant l'époque des règles, pendant lesquelles il sera absolu, on peut obtenir une guérison complète. Il n'est pas très rare de voir ainsi des malades recouvrer un état de santé excellent, qu'elles conservent pendant de longues années, et même un jour ou l'autre devenir enceintes, malgré la prédisposition à la stérilité, que crée l'inflammation tubo-ovarique. J'en observe pour le moment un exemple chez une jeune femme qui, à la suite d'une fausse couche, survenue il y a un an, a présenté les symptômes ordinaires d'une salpingite non suppurée à droite, avec quelques douleurs sans gonflement très notable à gauche.

Au traitement local il convient d'ajouter, cela va sans dire, un traitement général tonique en rapport avec la constitution des malades.

Cette heureuse terminaison n'est pas toujours, il est vrai, la conséquence du traitement, que l'on a mis en œuvre, et soit que la guérison n'ait été que momentanée ou qu'il n'y ait eu que des intervalles de calme plus ou moins longs, soit qu'une nouvelle poussée d'endométrite ou que toute autre cause de congestion ait surgi, on voit apparaître une récidive avec tout le cortège des symptômes, qui la caractérisent. C'est alors qu'il y a lieu d'établir le plus complètement possible un diagnostic entre la salpingite simple et la salpingite suppurée, compliquée ou non d'endométrite, les indications thérapeutiques étant entièrement différentes.

Salpingite chronique non suppurée. — Lorsqu'il n'existe pas de symptômes d'endométrite, avant d'avoir recours à une intervention opératoire, qu'on arrive parfois à éviter, cette forme de l'affection est encore tributaire du traitement médical. Pendant les périodes des poussées inflammatoires et à l'époque des règles le repos au lit doit être strictement observé, et les moyens, précédemment indiqués pour calmer les douleurs, seront utilisés. Dans les périodes d'accalmie, les malades pourront se dispenser de garder continuellement le décubitus dorsal. La constipation sera combattue par les lavements et les laxatifs de préférence aux purgatifs énergiques, dont il est bon de s'abstenir.

Chaque jour il est urgent de pratiquer avec prudence et à trois reprises des injections vaginales chaudes salées et abondantes (2 à 3 litres à chaque séance), de telle façon que le liquide séjourne quelque temps dans la cavité, et on leur associe la *douche rectale d'Hégar*, dont les bons effets sur la résorption des exsudats et sur l'extensibilité des brides sont bien connus. Cette douche se fait en augmentant progressivement la quantité de liquide chaud (2 litres au moins à chaque séance répétée matin et soir) et en la donnant lentement pour qu'elle reste plus longtemps dans l'intestin.

Comme moyens adjuvants très effectifs, nous devons signaler la révulsion sur le ventre, sous forme de pointes de feu, qui doivent être multipliées et appliquées superficiellement aussi souvent que cela est possible, ainsi que l'usage des préparations sulfo-iodées, des toniques et des bains de tourbe et de boues minérales, choisis parmi l'une ou l'autre des stations thermales suivantes : Néris, Plombières, Salies-de-Béarn, Luxeuil, Saint-Sauveur, etc.

Ce traitement, à l'actif duquel de nombreuses guérisons doivent être inscrites, devient parfois insuffisant, si la salpingite est compliquée d'endométrite ; c'est alors que l'on doit faire appel pour la cure de l'affection utérine, à l'une ou à l'autre des interventions chirurgicales radicales, sans s'arrêter aux cautérisations qui, en pareil cas, sont de nul effet sur la salpingite.

Traitement mixte et traitement chirurgical.

Laissant de côté les applications de l'électricité aux affections tubaires, pour cette raison qu'on est encore peu riche en documents de quelque valeur, on dispose pour la cure des salpingites compliquées d'un certain nombre de moyens, ayant une action directe ou indirecte sur les lésions utérines et péri-utérines. C'est entre ces deux modes de traitement que l'on aura à choisir suivant les circonstances et à décider quel est celui qui convient le mieux, ou du traitement indirect consistant dans *la dilatation, le drainage permanent et le curettage de l'utérus*, ou du traitement direct, qui comprend l'un des procédés chirurgicaux suivants :

« Le massage ou expression des trompes.

« Les opérations qui se pratiquent par la voie vaginale ou « rectale (ponction, drainage, incision).

« Les opérations faites par la paroi abdominale (ponction et « laparotomies). »

La périnéotomie de Saenger.

Plutôt que de tracer une description complète de ces opérations, dont le manuel opératoire est longuement exposé dans différents mémoires et dans les traités de gynécologie (Monprofit, Despréaux, Rizkallah, Le Fort et Malgaigne, Hofmeïer, Hégar et Kaltenbach, Martin, etc.), il nous semble plus utile de chercher à mettre en relief les indications et les contre-indications de chacune de ces interventions suivant la nature de la salpingite, et d'apprécier, autant que le permettent les documents, la valeur de chacune d'elles.

Traitement mixte ou indirect.

La salpingite aiguë catarrhale et la salpingite chroniqu non suppurée doivent être traitées par les moyens que nou avons passés en revue sous la rubrique : Traitement médical. Doit-on espérer que, sous son influence, on obtiendra toujours une guérison totale ? Assurément non dans tous les cas. Mais nous savons que, chez un certain nombre de femmes, il se produit une amélioration qui peut persister pendant de longues années, et pourvu qu'il leur soit possible de se conformer à une bonne hygiène et de s'entourer de précautions suffisantes pour éviter toute cause de rechute, elles recouvrent un état de santé tel qu'aucune de leurs occupations n'est véritablement troublée.

Durant l'évolution des accidents inflammatoires, il peut arriver, ainsi qu'on l'observe quelquefois, quoique très rarement, dans la salpingite aiguë d'origine blennorragique, que l'on se trouve en présence d'une pelvi-péritonite septique ; en pareil cas, si le péril est menaçant, on ne doit pas hésiter à pratiquer par une laparotomie la désinfection totale de la cavité pelvienne. D'autres fois il devient nécessaire, pour assurer le succès, d'agir sur les lésions de l'endométrite, et en pareille circonstance, l'intervention qui, naguère redoutée à tort, produit le meilleur résultat est le curettage suivi d'une cautérisation de la cavité utérine.

Grâce à ce traitement mixte, dont les effets favorables sont consignés dans des observations, non sujettes à caution, on enregistre des succès, que l'on n'obtient, parfois il est vrai, qu'à la condition d'apporter une certaine persévérance. Mais est-ce là vraiment une contre-indication à son emploi? Trouvera-t-on beaucoup de malades, instruites des avantages et aussi des inconvénients et même des dangers auxquels expose une laparotomie, même la mieux conduite, qui refuseront de tenter cette ressource thérapeutique? Nous ne le croyons que difficilement, et lors même que quelques-unes, dont la position sociale nécessiterait une guérison rapidement obtenue, apporterait des objections, le chirurgien n'en doit pas moins persister à essayer ce mode de traitement sous la réserve d'intervenir plus tard autrement, s'il n'en résulte qu'un insuccès.

L'hydrosalpinx et l'hématosalpinx sans caillots et indemne d'agents infectieux, sont également tributaires du traitement indirect, qui consistera dans le curettage ou la dilatation suivie de curage et de drainage permanent de la cavité utérine, dont Walton et Doléris se sont faits les défenseurs, et en faveur de laquelle ils ont cité des faits incontestables. Malheureusement le but que l'on se propose, de modifier la surface utérine et de faire évacuer les collections tubaires, n'est pas toujours atteint et l'on n'obtient alors que des résultats incomplets, voire même des échecs, par suite d'absence de dilatation de l'orifice utérin de la trompe. C'est en particulier dans les variétés d'hémato et de pyo-salpingites que cette imperméabilité de la trompe a été signalée.

TRAITEMENT CHIRURGICAL.

Le massage ou expression des trompes, qui aurait donné quelques guérisons à Frankenhauser, est une méthode aveugle et tellement dangereuse par les ruptures qu'elle peut provoquer, qu'elle ne mérite d'être signalée que pour la rejeter.

Même proscription doit être prononcée à l'égard des *ponctions aspiratrices*, dont le but est de vider les collections tubaires soit par l'abdomen, soit par les cavités vaginale ou rectale. Elles sont non-seulement insuffisantes, mais encore elles peuvent être suivies d'accidents, sur lesquels il est inutile d'insister.

L'incision rectale a été conseillée et pratiquée, lorsque l'abcès proéminait du côté de la cavité de l'intestin. C'est une pratique dont on doit s'abstenir, car, outre qu'elle donne lieu à d'interminables trajets fistuleux et à des récidives, elle expose à des accidents de septicité, contre lesquels il est difficile de lutter. Toutefois, si l'ouverture s'est faite spontanément dans la cavité rectale, on peut tenter, par des irrigations antiseptiques fréquentes et abondantes, d'obtenir la cicatrisation de la poche. C'est ainsi que nous avons agi avec succès, l'année dernière, chez une femme dont la guérison s'est maintenue depuis six mois.

L'incision vaginale a constitué jusqu'à ces derniers temps l'intervention, que l'on mettait le plus fréquemment en usage. Bien qu'elle soit tombée en quelque défaveur, depuis que l'on a préconisé les laparotomies, et que, dans quelques cir-

constances, on aurait tort de compter sur elle pour arriver
à un succès, nous croyons cependant qu'il n'y a pas toujours
intérêt à la proscrire d'une façon absolue. Pourvu que l'opération soit pratiquée en la soumettant aux règles de l'antisepsie et que le drainage, les irrigations, tous les pansements
en un mot soient subordonnés aux mêmes principes, elle
est applicable aux tuméfactions liquides qui sont accessibles
par le vagin. Faite dans ces conditions, elle est d'une exécu-
tion plus facile que la laparotomie, quelque · simple que soit
cette dernière, et si sur celle-ci, elle n'a pas toujours l'avantage
d'être une méthode thérapeutique aussi rapide, elle n'en offre
pas du moins la même gravité. Il est incontestable qu'elle ne
sera pas toujours suivie de guérison; mais, si l'on a des raisons légitimes de croire que l'on peut agir avec sécurité, qu'i'
n'existe pas de lésions élevées et bilatérales, contre lesquelle?
elle serait impuissante, et qu'une fistule de longue durée n'es
pas trop à craindre, il nous semble que l'incision vaginale n
doit pas céder le pas à la laparotomie.

La *périnéotomie*, c'est-à-dire l'ouverture de la fosse ischio-
rectale par le périnée, a été conseillée et pratiquée pour l'ex-
traction des kystes, des hématomes et autres tumeurs siégeant
dans le tissu conjonctif et dans le cul-de-sac de Douglas.
Sænger (de Leipzig) l'a heureusement exécutée dans un cas
de kyste dermoïde. Nous ne faisons que mentionner cette
opération, l'expérience, relativement aux tumeurs salpingiennes, n'ayant pas encore fourni de résultats qui puissent
entrer en ligne de compte.

Laparotomie (salpingotomie, salpingectomie, laparo-salpingectomie, etc.). — Depuis le jour où Lawson-Tait s'est déclaré
partisan de la laparotomie dans la plupart des lésions des
trompes et depuis que nombre de chirurgiens, suivant son
exemple, en ont vulgarisé la pratique, cette opération est devenue, à l'étranger et en France, de jour en jour plus fréquente. Mais la réaction ne s'est pas fait longtemps attendre.
Déjà, nous avons vu (Le Fort, Pichevin) qu'elle a notable-
ment perdu, depuis quelques années, de la faveur dont elle
a joui tout d'abord, et que, si elle est pleinement justifiée à

l'égard de certaines malades, il y aurait abus à l'imposer, quand ses indications ne sont pas formelles.

Quelles sont donc ses indications?

La laparotomie est indiquée dans trois variétés de salpingite : la pyosalpingite, l'hématosalpinx et la salpingite tuberculeuse, toutes les fois qu'on aura reconnu qu'aucun autre traitement n'est capable d'amener une guérison, sans faire courir des dangers immédiats et sans compromettre la santé pour l'avenir.

Elle est donc recommandable dans les cas de pyo et hématosalpingites, qui n'ont pas cédé à l'intervention indirecte (curettage et drainage de l'utérus), si on a jugé bon d'en tenter l'essai, lorsque les collections purulentes sont volumineuses et douloureuses, et lorsqu'il y a à en craindre la rupture dans la cavité péritonéale ou dans quelque organe de voisinage. A plus forte raison, est-on autorisé à ouvrir le ventre, si aux accidents locaux se sont ajoutés des phénomènes généraux, qui mettent en péril la vie des malades.

La salpingite tuberculeuse est également tributaire de la même intervention, quand on se trouve en présence de foyers purulents d'un certain volume et qui, déjà, ont donné lieu à des accidents du côté du péritoine. En en débarrassant les malades, on peut ainsi prévenir les complications, inhérentes à toute collection purulente en général.

Dans cette période avancée de la tuberculose locale, c'est une règle de ne montrer aucune hésitation pour appliquer le traitement chirurgical; c'est ainsi que l'on agira encore lorsque l'affection n'a pas dépassé le premier degré : aussi doit-on s'efforcer d'établir le plus rigoureusement possible son diagnostic, malheureusement difficile au début dans la plupart des cas. Pourtant, il est à peine besoin d'insister sur ce point, car, s'il est une variété de salpingite, dans laquelle l'intervention précoce soit indiquée, c'est bien en présence de cette tuberculose locale, puisque l'on peut espérer que, par une ablation radicale, on détruira non seulement tous les foyers tuberculeux, mais encore qu'on en arrêtera la propagation à distance et que peut-être on retardera la généralisation de la diathèse (Terrillon, Chandelux, Daurios).

L'intervention directe étant décidée, deux moyens d'atteindre les foyers morbides se présentent au choix de l'opérateur; ou bien il s'adressera à la laparotomie sous-péritonéale, ou bien il se créera une voie à travers la cavité péritonéale.

La première méthode que Hégar, Pozzi et Terrillon ont heureusement appliquée au traitement des abcès et des hématomes pelviens, a également donné quelques succès dans les pyo-salpingites. Pozzi en rapporte quatre observations dans son mémoire. Mais c'est un procédé qui ne peut répondre qu'à certaines indications et sur lequel il n'y a pas, à l'heure actuelle, à asseoir un jugement définitif.

Si, au contraire, l'on adopte la laparotomie trans-péritonéale, la conduite que le chirurgien aura à tenir, sera subordonnée à la nature et à l'étendue des lésions qu'il rencontrera; et, si dans telle circonstance où il aura reconnu que, l'extirpation des annexes étant impossible, il ne doit s'en tenir qu'à un drainage, dans d'autres cas, il sera amené soit à faire la destruction des adhérences, soit devant des organes inutiles et dangereux, à en pratiquer l'ablation complète ou incomplète. Sans vouloir entrer dans le fond de cette discussion opératoire, qu'il nous soit permis d'esquisser à grands traits les principales indications qui doivent guider dans ces interventions.

Destruction des adhérences.

Lorsqu'on n'a sous les yeux que des lésions uniquement constituées par des adhérences, il est inutile d'extirper des ovaires et des trompes, qui sont vierges de toute altération Il suffit de rompre les adhérences, de libérer tous les organes qu'elles reliaient les uns aux autres et de pratiquer les opérations plastiques nécessitées par l'état pathologique de l'utérus. Cette pratique est recommandée par différents auteurs Villiam, Polk, Mundé, Monprofit, Lucas-Championnière, qui en ont obtenu des résultats satisfaisants, et qui, chez quelques femmes, ont pu noter le retour des fonctions ovario-utérines, momentanément disparues.

Ablation unilatérale des annexes.

Sauf les cas dans lesquels il n'y a plus de raison de s'occu-per des fonctions menstruelles et où alors il vaut mieux en-lever en totalité les annexes, il est important de ne produire que la mutilation la plus minime. On se bornera donc à ne faire qu'une ablation unilatérale, si l'exploration minutieuse vient démontrer que l'ovaire et la trompe du côté opposé sont sains, bien que les suites de l'opération soient peut-être moins régulières (Lucas-Championnière). Il y a intérêt, comme on le pense bien, à ne supprimer que ce qui est réellement ma-lade.

Ablation bilatérale des annexes.

Au contraire, l'extirpation totale s'impose, lorsque les lé-sions sont nettement bilatérales et lorsque les organes ma-lades et à tout jamais perdus au point de vue fonctionnel, sont une menace de dangers pour l'avenir. C'est dans ces cas que l'on peut dire avec Terrillon qu'il est rationnel d'extraire la trompe et l'ovaire, comme on enlève tout autre organe ma-lade, devenu inutile et qui n'est pas indispensable à l'exis-tence. Mentionnons encore qu'il sera parfois nécessaire de compléter le traitement par quelques opérations (hystérorra-phie, raccourcissement des ligaments ronds, etc.), variables suivant les circonstances.

Considérée en elle-même, la *laparo-salpingectomie* n'est pas une opération sans gravité. Bien que les résultats opératoires soient actuellement meilleurs qu'ils ne l'étaient, il y a quel-ques années, la mortalité, ainsi que le prouvent les dernières statistiques, quelque relative que soit la valeur qu'il faut ap-porter à des chiffres obtenus dans des conditions fort diffé-rentes, n'est pas encore devenue une quantité assez négli-geable pour que l'intervention radicale soit de prime abord appliquée dans tous les cas de salpingite.

Si, d'un autre côté, l'on examine avec soin et impartialité, les résultats thérapeutiques qu'elle donne, sans tenir trop compte des modifications qui, au point de vue physiologique, surviennent dans la sphère génitale, dont la vitalité est déjà fort éprouvée par les lésions qui l'ont envahie, nous aurions tort de ne pas reconnaître que les malades en retirent plus ou moins promptement un réel bénéfice dans la majorité des cas. Toutefois, il existe des exceptions, et, au lieu d'une guérison, ce n'est parfois qu'une simple amélioration que l'on enregistre; de plus, avons-nous besoin de rappeler que souvent tout renseignement fait défaut sur l'état ultérieur d'un certain nombre d'opérées, que l'on ne revoit plus jamais. Ce sont certes là des motifs puissants qui doivent compter dans nos décisions et dans notre détermination à entreprendre cette opération, que l'on ne devra pratiquer qu'en présence d'indications bien formelles, basées sur les données du diagnostic ou sur l'état de péril des malades.

De ces quelques considérations thérapeutiques, nous émettrons, sous forme de conclusions, les courtes propositions suivantes :

La salpingite aiguë et la salpingite chronique, non suppurées et sans complications, sont d'abord justiciables du traitement médical. Si elles se compliquent de lésions utérines, le traitement mixte leur est applicable.

La pyo et l'hémato-salpingite, pour la guérison desquelles il ne faut pas trop compter sur le traitement indirect (curettage et drainage utérins), réclament un traitement chirurgical, dont l'incision vaginale et la laparotomie constituent, suivant les cas, les deux procédés de choix.

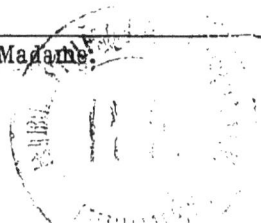

Paris. — Typ. A. DAVY, 52, rue Madame.

www.ingramcontent.com/pod-product-compliance
Lightning Source LLC
Chambersburg PA
CBHW050533210326
41520CB00012B/2561